"十二五"职业教育国家规划立项教材

国家卫生和计划生育委员会"十二五"规划教材

全国中等卫生职业教育教材

U0276176

供眼视光与配镜专业用

接触镜验配技术

主　编　郭金兰

副主编　梅　颖　刘羽翎

编　者（以姓氏笔画为序）

刘长辉（德州市人民医院）

刘羽翎（广州市商贸职业学校）

吴作志（苏州市眼视光医院）

张　迪（云南省大理卫生学校）

郭金兰（山西省长治卫生学校）

梅　颖（昆明天明视光眼科诊所）

编写秘书　张治艳（山西省长治卫生学校）

人民卫生出版社

图书在版编目（CIP）数据

接触镜验配技术 / 郭金兰主编 . —北京：人民卫生出版社，2015

ISBN 978-7-117-21458-2

Ⅰ.①接… Ⅱ.①郭… Ⅲ.①角膜接触镜－眼镜检法－中等专业学校－教材 Ⅳ.①R778.3

中国版本图书馆 CIP 数据核字（2015）第 236298 号

| 人卫社官网 | www.pmph.com | 出版物查询，在线购书 |
| 人卫医学网 | www.ipmph.com | 医学考试辅导，医学数据库服务，医学教育资源，大众健康资讯 |

接触镜验配技术

主　　编：郭金兰

出版发行：人民卫生出版社（中继线 010-59780011）

地　　址：北京市朝阳区潘家园南里 19 号

邮　　编：100021

E - mail：pmph @ pmph.com

购书热线：010-59787592　010-59787584　010-65264830

印　　刷：三河市宏达印刷有限公司（胜利）

经　　销：新华书店

开　　本：787×1092　1/16　印张：9

字　　数：225 千字

版　　次：2016 年 2 月第 1 版　2021 年 11 月第 1 版第 4 次印刷

标准书号：ISBN 978-7-117-21458-2/R·21459

定　　价：28.00 元

打击盗版举报电话：010-59787491　E-mail：WQ @ pmph.com
　　（凡属印装质量问题请与本社市场营销中心联系退换）

出版说明

为全面贯彻党的十八大和十八届三中、四中、五中全会精神，依据《国务院关于加快发展现代职业教育的决定》要求，更好地服务于现代卫生职业教育快速发展的需要，适应卫生事业改革发展对医药卫生职业人才的需求，贯彻《医药卫生中长期人才发展规划(2011—2020年)》《现代职业教育体系建设规划(2014—2020年)》文件精神，人民卫生出版社在教育部、国家卫生和计划生育委员会的领导和支持下，按照教育部颁布的《中等职业学校专业教学标准(试行)》医药卫生类(第二辑)(简称《标准》)，由全国卫生职业教育教学指导委员会(简称卫生行指委)直接指导，经过广泛的调研论证，成立了中等卫生职业教育各专业教育教材建设评审委员会，启动了全国中等卫生职业教育第三轮规划教材修订工作。

本轮规划教材修订的原则：①明确人才培养目标。按照《标准》要求，本轮规划教材坚持立德树人，培养职业素养与专业知识、专业技能并重，德智体美全面发展的技能型卫生专门人才。②强化教材体系建设。紧扣《标准》，各专业设置公共基础课(含公共选修课)、专业技能课(含专业核心课、专业方向课、专业选修课)；同时，结合专业岗位与执业资格考试需要，充实完善课程与教材体系，使之更加符合现代职业教育体系发展的需要。在此基础上，组织制订了各专业课程教学大纲并附于教材中，方便教学参考。③贯彻现代职教理念。体现"以就业为导向，以能力为本位，以发展技能为核心"的职教理念。理论知识强调"必需、够用"；突出技能培养，提倡"做中学、学中做"的理实一体化思想，在教材中编入实训(实验)指导。④重视传统融合创新。人民卫生出版社医药卫生规划教材经过长时间的实践与积累，其中的优良传统在本轮修订中得到了很好的传承。在广泛调研的基础上，再版教材与新编教材在整体上实现了高度融合与衔接。在教材编写中，产教融合、校企合作理念得到了充分贯彻。⑤突出行业规划特性。本轮修订紧紧依靠卫生行指委和各专业教育教材建设评审委员会，充分发挥行业机构与专家对教材的宏观规划与评审把关作用，体现了国家卫生计生委规划教材一贯的标准性、权威性、规范性。⑥提升服务教学能力。本轮教材修订，在主教材中设置了一系列服务教学的拓展模块；此外，教材立体化建设水平进一步提高，根据专业需要开发了配套教材、网络增值服务等，大量与课程相关的内容围绕教材形成便捷的在线数字化教学资源包，为教师提供教学素材支撑，为学生提供学习资源服务，教材的教学服务能力明显增强。

　　人民卫生出版社作为国家规划教材出版基地,有护理、助产、农村医学、药剂、制药技术、营养与保健、康复技术、眼视光与配镜、医学检验技术、医学影像技术、口腔修复工艺等 24 个专业的教材获选教育部中等职业教育专业技能课立项教材,相关专业教材根据《标准》颁布情况陆续修订出版。

眼视光与配镜专业编写说明

为全面贯彻党的十八大和十八届三中、四中、五中全会精神,依据《国务院关于加快发展现代职业教育的决定》要求,更好地服务于现代卫生职业教育快速发展的需求,适应卫生事业改革发展和对眼视光与配镜技术职业人才的需求,贯彻《医药卫生中长期人才发展规划(2011—2020年)》、《现代职业教育体系建设规划(2014—2020年)》文件精神,人民卫生出版社在教育部、国家卫生和计划生育委员会(简称"卫计委")的指导和领导下,按照教育部颁布的《全国中等职业学校眼视光与配镜专业教学标准》(简称《标准》),由全国验光与配镜职业教育教学指导委员会(简称"行指委")直接指导下,经过广泛的调研论证,成立了全国中等职业学校眼视光与配镜专业教材建设评审委员会,启动了全国中等职业学校眼视光与配镜专业第二轮规划教材修订工作。

为了全方位启动本教材的建设工作,经过了一年多调研,在卫计委和验光与配镜行指委的领导下,于2015年4月正式启动了本轮教材的编写工作。本轮教材的编写得到了广大眼视光中职院校的支持,涵盖了14个省市、自治区、直辖市及特区,28所院校及企业,共约60位专家、教师参与编写,充分体现了教材覆盖范围的广泛性,以及校企结合、工学结合的理念。

本轮眼视光与配镜技术专业规划教材与《标准》课程结构对应,含专业核心课和专业选修课。专业核心课教材共6种,将《标准》中的验光实训和定配实训内容分别并入《验光技术》和《定配技术》教材中;考虑到眼视光与配镜技术专业各中职院校教学情况的差别,以及各选修课的学时数量,经过评审委员会讨论后达成一致意见,增加2门专业选修课《眼病概要》和《人际沟通技巧》,其中《眼病概要》含全身疾病的眼部表现内容。

本套教材力求以学生为中心,以学生未来工作中会面临的"任务"和需要的"能力"为导向,适应岗位需求、服务于实践,尽可能贴近实际工作流程进行编写,并以"情境"和"任务"作为标题级别,代替传统的"章"和"节"。同时,在每一"情境"中设置"情境描述"、"知识准备"、"案例"等模块,将中高职衔接的相关内容列入"知识拓展"中,以达到"做中学"、"学以致用"的目的。同时为方便学生复习考试,增加"考点提示",提高学生的考试复习效率和考试能力。

本系列教材《验光技术》《定配技术》《眼镜门店营销实务》《眼视光基础》《眼镜质检与调校技术》《接触镜验配技术》六本核心教材和《眼病概要》《人际沟通沟通技巧》两本选修教材将于2016年全部出版。

第一届全国中等卫生职业教育 眼视光与配镜专业教育教材建设评审委员会

8

全国中等卫生职业教育
国家卫生和计划生育委员会"十二五"规划教材目录

总序号	适用专业	分序号	教材名称	版次	主编	
1	护理专业	1	解剖学基础 **	3	任 晖	袁耀华
2		2	生理学基础 **	3	朱艳平	卢爱青
3		3	药物学基础 **	3	姚 宏	黄 刚
4		4	护理学基础 **	3	李 玲	蒙雅萍
5		5	健康评估 **	2	张淑爱	李学松
6		6	内科护理 **	3	林梅英	朱启华
7		7	外科护理 **	3	李 勇	俞宝明
8		8	妇产科护理 **	3	刘文娜	闫瑞霞
9		9	儿科护理 **	3	高 凤	张宝琴
10		10	老年护理 **	3	张小燕	王春先
11		11	老年保健	1	刘 伟	
12		12	急救护理技术	3	王为民	来和平
13		13	重症监护技术	2	刘旭平	
14		14	社区护理	3	姜瑞涛	徐国辉
15		15	健康教育	1	靳 平	
16	助产专业	1	解剖学基础 **	3	代加平	安月勇
17		2	生理学基础 **	3	张正红	杨汎雯
18		3	药物学基础 **	3	张 庆	田卫东
19		4	基础护理 **	3	贾丽萍	宫春梓
20		5	健康评估 **	2	张 展	迟玉香
21		6	母婴护理 **	1	郭玉兰	谭奕华
22		7	儿童护理 **	1	董春兰	刘 俐
23		8	成人护理(上册)-内外科护理 **	1	李俊华	曹文元
24		9	成人护理(下册)-妇科护理 **	1	林 珊	郭艳春
25		10	产科学基础 **	3	翟向红	吴晓琴
26		11	助产技术 **	1	闫金凤	韦秀宜
27		12	母婴保健	3	颜丽青	
28		13	遗传与优生	3	邓鼎森	于全勇

续表

总序号	适用专业	分序号	教材名称	版次	主编	
29	护理、助产专业共用	1	病理学基础	3	张军荣	杨怀宝
30		2	病原生物与免疫学基础	3	吕瑞芳	张晓红
31		3	生物化学基础	3	艾旭光	王春梅
32		4	心理与精神护理	3	沈丽华	
33		5	护理技术综合实训	2	黄惠清	高晓梅
34		6	护理礼仪	3	耿洁	吴彬
35		7	人际沟通	3	张志钢	刘冬梅
36		8	中医护理	3	封银曼	马秋平
37		9	五官科护理	3	张秀梅	王增源
38		10	营养与膳食	3	王忠福	
39		11	护士人文修养	1	王燕	
40		12	护理伦理	1	钟会亮	
41		13	卫生法律法规	3	许练光	
42		14	护理管理基础		朱爱军	
43	农村医学专业	1	解剖学基础 **	1	王怀生	李一忠
44		2	生理学基础 **	1	黄莉军	郭明广
45		3	药理学基础 **	1	符秀华	覃隶莲
46		4	诊断学基础 **	1	夏惠丽	朱建宁
47		5	内科疾病防治 **	1	傅一明	闫立安
48		6	外科疾病防治 **	1	刘庆国	周雅清
49		7	妇产科疾病防治 **	1	黎梅	周惠珍
50		8	儿科疾病防治 **	1	黄力毅	李卓
51		9	公共卫生学基础 **	1	戚林	王永军
52		10	急救医学基础 **	1	魏蕊	魏瑛
53		11	康复医学基础 **	1	盛幼珍	张瑾
54		12	病原生物与免疫学基础	1	钟禹霖	胡国平
55		13	病理学基础	1	贺平则	黄光明
56		14	中医药学基础	1	孙治安	李兵
57		15	针灸推拿技术	1	伍利民	
58		16	常用护理技术	1	马树平	陈清波
59		17	农村常用医疗实践技能实训	1	王景舟	
60		18	精神病学基础	1	汪永君	
61		19	实用卫生法规	1	菅辉勇	李利斯
62		20	五官科疾病防治	1	王增源	高翔
63		21	医学心理学基础	1	白杨	田仁礼
64		22	生物化学基础	1	张文利	
65		23	医学伦理学基础	1	刘伟玲	斯钦巴图
66		24	传染病防治	1	杨霖	曹文元

续表

总序号	适用专业	分序号	教材名称	版次	主编
67	营养与保健专业	1	正常人体结构与功能 *	1	赵文忠
68		2	基础营养与食品安全 *	1	陆 淼　袁 媛
69		3	特殊人群营养 *	1	冯 峰
70		4	临床营养 *	1	吴 莘
71		5	公共营养 *	1	林 杰
72		6	营养软件实用技术 *	1	顾 鹏
73		7	中医食疗药膳 *	1	顾绍年
74		8	健康管理 *	1	韩新荣
75		9	营养配餐与设计 *	1	孙雪萍
76	康复技术专业	1	解剖生理学基础 *	1	黄嫦斌
77		2	疾病学基础 *	1	刘忠立　白春玲
78		3	临床医学概要 *	1	马建强
79		4	康复评定技术 *	2	刘立席
80		5	物理因子治疗技术 *	1	张维杰　刘海霞
81		6	运动疗法 *	1	田 莉
82		7	作业疗法 *	1	孙晓莉
83		8	言语疗法 *	1	朱红华　王晓东
84		9	中国传统康复疗法 *	1	封银曼
85		10	常见疾病康复 *	2	郭 华
86	眼视光与配镜专业	1	验光技术 *	1	刘 念　李丽华
87		2	定配技术 *	1	黎莞萍　闫 伟
88		3	眼镜门店营销实务 *	1	刘科佑　连 捷
89		4	眼视光基础 *	1	肖古月　丰新胜
90		5	眼镜质检与调校技术 *	1	付春霞
91		6	接触镜验配技术 *	1	郭金兰
92		7	眼病概要	1	王增源
93		8	人际沟通技巧	1	钱瑞群　黄力毅
94	医学检验技术专业	1	无机化学基础 *	3	赵 红
95		2	有机化学基础 *	3	孙彦坪
96		3	分析化学基础 *	3	朱爱军
97		4	临床疾病概要 *	3	迟玉香
98		5	寄生虫检验技术 *	3	叶 薇
99		6	免疫学检验技术 *	3	钟禹霖
100		7	微生物检验技术 *	3	崔艳丽
101		8	检验仪器使用与维修 *	1	王 迅
102	医学影像技术专业	1	解剖学基础 *	1	任 晖
103		2	生理学基础 *	1	石少婷
104		3	病理学基础 *	1	杨怀宝

续表

总序号	适用专业	分序号	教材名称	版次	主编	
105		4	医用电子技术 *	3	李君霖	
106		5	医学影像设备 *	3	冯开梅	卢振明
107		6	医学影像技术 *	3	黄 霞	
108		7	医学影像诊断基础 *	3	陆云升	
109		8	超声技术与诊断基础 *	3	姜玉波	
110		9	X 线物理与防护 *	3	张承刚	
111	口腔修复工艺专业	1	口腔解剖与牙雕刻技术 *	2	马惠萍	翟远东
112		2	口腔生理学基础 *	3	乔瑞科	
113		3	口腔组织及病理学基础 *	2	刘 钢	
114		4	口腔疾病概要 *	3	葛秋云	杨利伟
115		5	口腔工艺材料应用 *	3	马冬梅	
116		6	口腔工艺设备使用与养护 *	2	李新春	
117		7	口腔医学美学基础 *	3	王 丽	
118		8	口腔固定修复工艺技术 *	3	王 菲	米新峰
119		9	可摘义齿修复工艺技术 *	3	杜士民	战文吉
120		10	口腔正畸工艺技术 *	3	马玉革	
121	药剂、制药技术专业	1	基础化学 **	1	石宝珏	宋守正
122		2	微生物基础 **	1	熊群英	张晓红
123		3	实用医学基础 **	1	曲永松	
124		4	药事法规 **	1	王 蕾	
125		5	药物分析技术 **	1	戴君武	王 军
126		6	药物制剂技术 **	1	解玉岭	
127		7	药物化学 **	1	谢癸亮	
128		8	会计基础	1	赖玉玲	
129		9	临床医学概要	1	孟月丽	曹文元
130		10	人体解剖生理学基础	1	黄莉军	张 楚
131		11	天然药物学基础	1	郑小吉	
132		12	天然药物化学基础	1	刘诗泆	欧绍淑
133		13	药品储存与养护技术	1	宫淑秋	
134		14	中医药基础	1	谭 红	李培富
135		15	药店零售与服务技术	1	石少婷	
136		16	医药市场营销技术	1	王顺庆	
137		17	药品调剂技术	1	区门秀	
138		18	医院药学概要	1	刘素兰	
139		19	医药商品基础	1	詹晓如	
140		20	药理学	1	张 庆	陈达林

** 为"十二五"职业教育国家规划教材

* 为"十二五"职业教育国家规划立项教材

前　言

近年来接触镜因其增视、美观、方便的优点而广受欢迎,而其安全配戴也日益受到人们的重视。作为一种医疗器械,接触镜的发展在眼视光学领域中占有重要地位。接触镜的应用迄今已有 70 余年历史,且随着新技术、新产品的不断涌现,它已使全球约 1.25 亿人受益。随着我国接触镜相关技术的发展,眼视光与配镜行业对接触镜验配技术人才的需求也发生了巨大的变革。为适应这种需求,提高、健全接触镜验配技术水平,高标准规范接触镜验配行为,通过充分调研我国中职眼视光与配镜专业的办学和教材应用现状,国家卫生和计划生育委员会组织行业、企业有关专家和教学一线教师及从业一线人员,本着"必需、够用"、"以岗定学"的原则,结合教学实际,开发和编写了这本能及时反映新知识、新技术、新工艺、新方法,具有职业教育特色、彰显"工学结合"特点的中职教材。

本教材的特色是充分体现现代接触镜验配技术的先进性、可操作性、实用性和标准化,充分考虑到中职中专的教学特点,理论和实践融合,内容和需求统一,以培养职业岗位能力为核心,侧重接触镜基础知识、接触镜配前基本检查、软性接触镜的验配、接触镜的特殊应用和接触镜常见问题及其处理等方面的编写,力求语言通俗易懂,易于师生理解和应用。本教材的目标是为眼视光与配镜行业培养集"医、工、商"一体的复合型眼视光与配镜专业技术人才,推行"教、学、做"一体,使学生在就职理念和行为上真正实现"零距离"就业,使职业教育进入一种新的概念与模式。

为了进一步提高本书的质量,以供再版时修改,因而诚恳地希望各位读者、专家提出宝贵意见,恩请广大师生不吝赐教。

郭金兰

2015 年 8 月

目　录

第一章　接触镜基础知识

接触镜(contact lens)是一种主要用于矫正各类屈光不正的医用光学器具,由于它与角膜直接接触故称"角膜接触镜",简称"接触镜";又因为镜片薄而透明,覆盖在角膜表面,不容易被发现,因此又有"隐形眼镜"之称。接触镜以其增视、美观、方便等优点而广受欢迎,目前世界上已有大约 1.25 亿人受益于这项技术。接触镜已与眼镜、屈光手术一起,并列为当今临床上矫正屈光不正的三大成熟技术。

本章将主要阐述接触镜发展的历史,与接触镜相关的眼表解剖与生理,接触镜光学,接触镜的材料、设计和加工工艺,以及接触镜的分类。

第一节　接触镜发展简史

一、学习目标

了解接触镜发展的历史、现状和发展趋势。

二、任务描述

接触镜的发展是无数科学家在实践中不断探索、创新的结果,通过对接触镜发展的历史、现状和发展趋势的学习,将有助于我们更好地了解接触镜,并启迪我们像先辈那样努力地去开拓创新。

三、知识准备

(一) 萌芽期

早在 1508 年,意大利著名科学家达·芬奇(Leonardo da Vinci)在研究调节机制时,无意中发现将眼睛浸泡到一个盛满水的半球形玻璃容器中,透过容器来观看物体,可以使原本看不清楚的物体变得清晰,由于半球形容器中的水直接与角膜接触,就形成了一个大的接触镜(图 1-1-1),因此达·芬奇被认为是第一个描述"接触镜"的人。

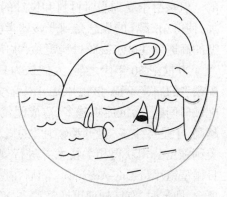

图 1-1-1　达·芬奇描述的"接触镜"

在接下来的几百年中先驱者们通过不断探索和尝试将不同形状的容器装满水,并使其盛装的水与角膜接触,来改变眼的屈光力。

(二) 玻璃角巩膜镜片

在 19 世纪 80 年代,接触镜大多使用玻璃材料,镜片设计为覆盖角膜和巩膜的角巩膜镜片。

1888 年,德国眼科医师菲克(Adolf Fick)尝试将玻璃镜片制成大于角膜的角巩膜型镜片,用于矫正视力。他最初尝试将研制出的镜片戴入兔子眼上,继而又试戴入自己的眼睛,最后他在一组志愿者身上进行了试验,发现这种镜片可以在人眼上连续配戴 2 小时。

1899 年缪勒(August Müller)将镜片设计成后表面与角膜前表面曲率一致,而利用镜片前表面曲率的改变来矫正屈光不正的特殊镜片。他还介绍了如何应用这种特殊镜片来矫正自己 –14.00D 的近视。缪勒在 Kiel 大学就职演讲中阐述了他的发明,并称之为“contact lens”,这个名称一直沿用至今。

(三) PMMA 材料角巩膜镜片

20 世纪 30 年代聚甲基丙烯酸甲酯(PMMA)在美国问世,PMMA 材料透明度高,比重较玻璃小,而且容易加工制作,很快就取代了玻璃,成为当时最主要的接触镜材料。芬伯路姆(William Feinbloom)、奥布林格(Theodore Obrig)等科学家分别用 PMMA 材料制作出角巩膜型接触镜。但是随后科学家们发现 PMMA 材料存在一个致命的缺点,那就是透氧性差,长期配戴会导致诸多因角膜缺氧而引起的并发症,限制了其在接触镜领域的应用。

(四) PMMA 材料角膜镜片

1946 年美国视光师托赫(Kevin Tuohy)偶然中发现镜片其实不必覆盖巩膜。他首创的这种镜片仅覆盖角膜,甚至比角膜更小,厚度较薄,可以较为舒适地戴上一整天。

(五) 软性接触镜

软性接触镜(简称“软镜”)是接触镜发展至今最成功的一个里程牌。软镜占全球接触镜市场的 80% 以上。

20 世纪 50 年代,捷克斯洛伐克科学家威特勒(Otto Wichterle)将甲基丙烯酸羟乙酯(HEMA)材料引入接触镜领域,随后他又发明了旋转成形技术,用这种技术可以将 HEMA 材料制成软性接触镜。1971 年美国的博士伦公司获得了这项技术,并于 1972 年将其推入市场。

20 世纪 70 年代早期出现的软镜为低含水量镜片,当时美国食品药品监督管理局(FDA)认定其为“日戴型镜片”。20 世纪 70 年代晚期,英国视光师卡尔(John de Carle)首先提出了“长戴型镜片”的概念。他试图通过增加镜片含水量来提高其透氧性,以达到可以过夜配戴的目的。但是由于受到当时材料和设计的限制,长戴使得角膜缺氧和镜片污染等并发症大量增加,使得“长戴”的概念受到严峻的考验。直到 20 世纪 90 年代美国视康公司率先研制出新型的高透氧性硅水凝胶材料镜片,才使得长戴成为可能。

20 世纪 80 年代之前,人们认为只要镜片保持相对清洁、无明显的破损,并能有效矫正配戴者的屈光不正,该镜片就可以继续使用,一直使用到不能继续使用时再更换。但是镜片配戴时间越长,沉淀物越多,造成配戴不适、眼部感染以及眼部过敏反应等并发症的发生率越高,于是产生了“抛弃型镜片”的概念。1985 年,最早的抛弃型镜片在丹麦出现。1986 年美国强生公司获得相关技术并进行规模化生产和销售。1995 年强生公司推出世界第一副日抛型镜片(1-Day-Acuvue)。随后在抛弃型镜片的基础上,人们又提出了频繁更换型镜片的概念,即定时、有计划地更换镜片,更换周期一般为 1 周、2 周、1 个月、3 个月不等。

(六) 硬性透气性接触镜

由于 PMMA 材料透氧性很差,所以人们开始研发新型的透气性硬镜材料。RGP(rigid gas permeable)材料,就是兼备硬性和透气性的接触镜材料的总称。

1972 年,为了改善镜片的透氧性,一种半硬性材料醋酸丁酸纤维素(CAB)研制成功,并于 1977 年由替特玛(Titmus)公司制成接触镜。

1974 年,盖罗(Norman Gaylord)将高透氧的硅材料加入 PMMA 结构中,制造出一种新型 RGP 材料——硅氧烷甲基丙烯酸酯(SiMA),使镜片透氧性能进一步提高。其后在此基础上又衍生出多种 RGP 材料,包括氟硅胶丙烯酸酯(FSA)和氟多聚体等。

RGP 镜片透氧性好、光学性能佳,能矫正散光。但是初期配戴不舒适,需要一定的适应过程,且 RGP 镜片的验配需要验配师掌握更多的理论知识和技能,所以目前 RGP 镜片的验配不如软镜普及。

（七）硅水凝胶软性接触镜

20 世纪 50 年代后期就有科学家尝试着将硅加入水凝胶材料中,来改善材料的透氧性。但是由于硅材料的疏水性,硅的加入使得镜片湿润性变差,配戴舒适度降低。为了克服这些缺点,科学家们不断改进材料成分的比例,直至 20 世纪 90 年代才使得硅与水凝胶材料获得比较理想的结合,形成硅水凝胶材料。这种材料既保持了硅高透氧的特点,又兼备水凝胶材料亲水的优势,显著改善了材料的湿润性,被 FDA 批准可连续配戴 30 天。

（八）我国接触镜的发展历史

接触镜在我国的研制和应用相对较晚。1946 年上海吴良材眼镜店率先引进国外生产的接触镜。1962 年原上海医学院与上海眼镜二厂联合研制生产出中国最早的 PMMA 硬性接触镜。1972 年他们再次联合研制出中国最早的软性接触镜。20 世纪 80 年代我国的接触镜行业开始进入快速发展阶段,1986 年在上海我国第一家中外合资接触镜公司——上海海昌公司成立。1988 年成立博士伦北京公司。20 世纪 90 年代,另外两家国际著名接触镜企业美国强生公司和视康公司也进入国内市场。这些公司的成立和到来,不但大大提高了国内接触镜生产水平,而且提高了国人对接触镜的认识,使得接触镜的使用得以普及。

随着接触镜在国内的推广应用,接触镜的教育也越来越受到人们的重视。从 20 世纪 80 年代开始,原温州医科大学、中山大学、原华西医科大学、原北京医科大学、原上海医学院等高等院校不但对眼视光专业学生开设了"接触镜"课程,还经常开设面向眼视光从业人员的接触镜继续教育课程,为我国培养出一批又一批接触镜相关的专业人才。

（九）接触镜发展趋势和展望

接触镜的材料和设计一直是接触镜发展的两条主线。在镜片材料方面,材料的透氧性是保证角膜健康的关键所在。无论是硅水凝胶材料的运用,还是新型硬镜材料的发明,其目的都是为了提高材料的透氧性。但是镜片的透氧性只是材料的一个方面,镜片材料的理化性质、生物相容性、表面特性也同样重要,接触镜材料的发展趋势是材料的各种性能平衡提高。在镜片设计方面,镜片设计更加趋向个性化,各种不同功能的镜片不断出现,如矫正散光的散光接触镜、矫正老视的多焦接触镜、拥有美容效果的彩色接触镜、对近视发展有一定控制作用的角膜塑形镜以及治疗角膜疾病的治疗用接触镜等。材料和设计的不断创新与发展将会使接触镜增视、美观、方便以及治疗等优点得到更加充分的体现。

（十）理想的接触镜

1. 视觉清晰　配戴后有良好的矫正视力和视觉质量。
2. 配戴舒适　配戴后没有明显的异物感、干涩感。
3. 透氧性好　配戴后能保证眼睛所需的氧气供应。
4. 操作方便　镜片容易配戴,护理简单高效。
5. 经济耐用　价格适中,使用寿命长。

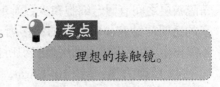
考点

理想的接触镜。

6. 无并发症 配戴不影响眼部健康。

第二节 接触镜相关眼表解剖与生理

一、学习目标

1. 掌握接触镜相关的角膜解剖和生理。

2. 熟悉接触镜相关的结膜和泪膜的解剖和生理。

二、任务描述

接触镜配戴后与角膜、结膜、泪膜等眼表组织直接接触，了解接触镜相关的眼部组织的解剖和生理，既有助于预防接触镜源性眼病的发生，又有助于及时发现配戴接触镜所引起的眼部形态和生理功能的异常变化，从而确保安全配戴。

三、知识准备

（一）角膜的解剖和生理

1. 角膜的解剖 角膜位于眼球壁纤维膜的前 1/6，无色透明。从前面看为横椭圆形，水平径为 11.5~12mm，垂直径为 10.5~11mm。周边厚度约为 1mm，中央稍薄约为 0.5~0.55mm。其前表面的曲率半径约为 7.8mm，后表面约为 6.8mm。角膜并不是一个真正的球面，角膜中央 4.0mm 光学区范围内近似球面，而向周边逐渐变得平坦，特别是鼻侧更加明显。

考点

角膜前表面形态。

组织学上，角膜由外向内分为五层（图 1-2-1）

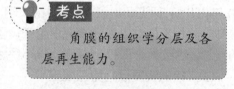

考点

角膜的组织学分层及各层再生能力。

（1）上皮细胞层：厚约 35μm，由复层鳞状上皮构成。此层对细菌有较强的抵抗力，再生能力强，损伤后可很快修复，但新生的上皮与基底达到牢固的结合通常需要数周的时间。单纯角膜上皮层损伤，修复后不留瘢痕。

（2）前弹力层：厚约 12μm，是一层均匀无结构的透明薄膜，损伤后不能再生，损伤处由不透明的瘢痕组织填充，留下永久性的角膜局部混浊。

（3）基质层：厚约 500μm，占角膜厚度的 90% 以上。约由 200 层排列整齐的胶原纤维薄板构成。每层胶原纤维的走行方向一致，与角膜表面平行，整齐重叠排列，所有胶原纤维的直径相等，间隔相同，且具有相同的屈光指数，以保持角膜的透明性。角膜板层之间有固定细胞和少数游走细胞，以及丰富的透明质酸和一定含量的粘多糖。此层损伤后不能再生，而由不透明的瘢痕组织所代替。

（4）后弹力层：厚约 10~12μm，系一层富有弹

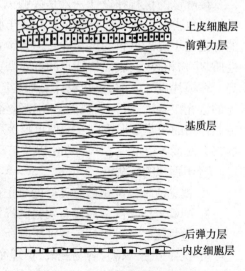

图 1-2-1 角膜组织学结构

上皮细胞层
前弹力层

基质层

后弹力层
内皮细胞层

性的透明薄膜,坚韧、抵抗力较强,损伤后可迅速再生。

(5) 内皮细胞层:厚约 $5\mu m$,紧贴于后弹力层后面,由一层六角形细胞构成。具有角膜-房水屏障作用,能主动泵出水分,维持角膜相对脱水状态,保持角膜透明性。成人损伤后不能再生,其缺损区依靠邻近的内皮细胞扩张和移行来覆盖。内皮细胞随年龄的增长而逐渐减少。任何原因引起的角膜内皮功能失代偿都会导致角膜水肿。

角膜正常的代谢功能对于维持其透明性和脱水状态至关重要。角膜营养代谢的主要物质是葡萄糖和氧气。角膜无血管,代谢所需的葡萄糖 90% 通过内皮细胞从房水中获取,其余 10% 来自角膜缘血管和泪膜。代谢所需的氧气,在睁眼状态下 80% 来自

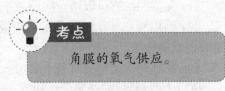

考点

角膜的氧气供应。

空气,15% 来自角膜缘血管网,5% 来自房水,空气中的氧气需溶解于泪膜才能到达角膜。在闭眼的状态下,角膜所需的氧气 70% 来自睑结膜血管,10%~15% 来自于房水,10%~15% 来自角膜缘血管。

角膜含有丰富的感觉神经,感觉神经末梢在角膜内脱髓鞘,这不仅有利于角膜的透明性,而且丰富的神经对正常的角膜代谢和眼的自我保护都起着重要的作用。

2. 角膜的生理功能

(1) 角膜与巩膜一起保护眼内组织、维持眼球的形状和眼内压。

(2) 角膜组织透明,是眼的主要屈光介质,屈光力约为 +43.00D,约占眼球总屈光力的 70%。

(3) 角膜具有屏障功能,可以阻挡有害物质进入眼内。

3. 配戴接触镜对角膜的影响 接触镜覆盖在角膜表面,直接与角膜接触,对角膜的生理功能产生一定的影响,其影响程度与镜片的厚度、大小、材料、配戴方式有关。

(1) 氧供减少:到目前为止,所有类型的接触镜均不同程度的使角膜供氧减少。缺氧可以导致角膜水肿、上皮脱落、微囊形成、新生血管、内皮泵功能下降等。另外角膜缺氧可引起角膜代谢障碍,致使角膜敏感性下降,减缓角膜上皮愈合速度,增加角膜感染的可能性。

(2) 机械性损伤:接触镜的沉淀物或者接触镜本身的破损都会导致角膜机械性损伤。

(二) 结膜的解剖和生理

1. 结膜的解剖 结膜为一层薄而透明的黏膜组织,覆盖在眼睑后面和眼球前面,分睑结膜、球结膜、穹隆结膜。由结膜形成的囊状间隙称为结膜囊。

(1) 睑结膜:与睑板牢固附着不能被推动,在距上睑缘后唇 2mm 处,有一与睑缘平行的浅沟,叫睑板下沟,常为细小异物存留之处。

(2) 球结膜:覆盖于眼球前部的巩膜表面,与巩膜表面的眼球筋膜疏松相连,富有弹性,可推动。由于球结膜薄而透明,所以可透见白色的巩膜,球结膜近内眦处有一半月形球结膜皱褶称半月皱襞,相当于低等动物的第三眼睑。在内眦角处有一小圆形隆起称泪阜,系变态的皮肤组织,具有皮肤和黏膜的双重性质。

(3) 穹隆结膜:为球结膜和睑结膜的移行部分,多皱襞,便于眼球转动。穹隆部结膜含有丰富的血管和大量的淋巴细胞。

结膜的分泌腺:①副泪腺为 Wolfring 腺和 Krause 腺,主要提供泪液的基础分泌,形成泪膜的水样层;②杯状细胞位于结膜上皮细胞层,以穹隆部结膜最多,分泌黏液,形成泪膜的黏蛋白层。

结膜的血管:来自眼睑的动脉弓和睫状前动脉。睑缘动脉弓穿过睑板分布于睑结膜、穹窿结膜和距角结膜缘 4mm 以外的球结膜,充血时称结膜充血。睫状前动脉在角膜缘 3~5mm 处分出细小的巩膜上支组成角膜缘周围血管网,并分布于球结膜,此血管充血时称睫状充血。两种不同的充血对眼病的判断有重要意义。

2. 结膜的生理功能

(1) 完整的结膜可以防止病原微生物的侵袭,减缓或阻止有害物质向眼内的侵入。

(2) 副泪腺和杯状细胞分泌的泪液和黏液,是泪膜的重要组成部分,对结膜和角膜起着重要的润滑作用。

(3) 松弛的穹窿结膜有利于眼球运动。

3. 配戴接触镜对结膜的影响

(1) 充血和炎症反应:配戴接触镜后,镜片的机械刺激、缺氧、干燥、镜片配戴过紧、镜片表面沉淀物的抗原刺激以及病原微生物污染等,均可以引起结膜充血和炎症反应。

(2) 结膜水肿:配戴接触镜引起的结膜水肿,主要是炎症和过敏导致的,鉴别这两种水肿是指导治疗的关键。

(3) 感染:配戴者的不良卫生习惯、镜片的过度使用、配戴时间过长等均可导致病原微生物的污染,引起结膜感染。

(三) 泪膜的解剖和生理

1. 泪膜的解剖　泪膜是覆盖于眼球表面的一层液体膜,为眼表结构的重要组成部分,泪膜在结构上分三层:表面为脂质层,中间为水样层,底部为黏蛋白层(图 1-2-2)。

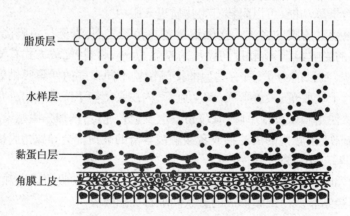

图 1-2-2　泪膜的结构

脂质层主要由睑板腺分泌而成,作用是防止水样层泪液直接与空气接触,从而减少泪液的蒸发。水样层主要由副泪腺分泌而成,是泪膜最主要的成分,作用是维持角膜的亲水性,为角膜运送营养物质和空气中的氧气,并且含有抵抗微生物的保护因子。黏蛋白

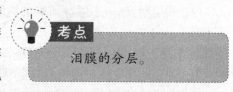

考点

泪膜的分层。

层主要由结膜内的杯状细胞分泌而成,作用是减低泪膜的表面张力,使泪液层吸附于角膜上皮表面。

泪膜厚约 7μm,总量越 7.4μl,以每分钟 12%~14% 的速度更新,pH6.5~7.6,渗透压(296~308)mOsm/L,泪膜中含有 IgA、溶菌酶、乳铁蛋白、电解质等成分。

泪膜破裂时间(BUT),是指正常眼一次完全瞬目后出现第一个干燥斑所需时间。正常人 BUT 为 15~45 秒,临床上 BUT 小于 10 秒被视为异常,正常的泪膜破裂时间对发挥泪膜的生理功能和成功配戴接触镜是十分必要的,BUT 异常者不适合配戴接触镜。

考点

BUT 的概念及正常值。

2. 泪膜的生理功能

(1) 湿润眼球前表面。

(2) 提供光滑的光学面,有利于物体在视网膜上清晰成像。

(3) 含有免疫球蛋白、溶菌酶等保护因子,可以抵抗感染;并且具有冲刷和稀释作用。

(4) 为角膜提供葡萄糖和氧气,带走二氧化碳和脱落的上皮细胞。

3. 配戴接触镜对泪膜的影响　所有接触镜的配戴均会降低泪膜的稳定性,导致镜片表面干燥,出现临床症状。

(1) 泪液成分的变化:接触镜配戴初期,可以出现反射性的泪液分泌增多,长期配戴接触镜后,由于角膜敏感性相对降低,泪液的分泌量可能轻度减少。长期配戴接触镜还可以引起泪液中蛋白质和葡萄糖苷的变化。

(2) 泪液蒸发的变化:配戴接触镜可以导致脂质层变薄或缺失,瞬目减少,从而导致泪液蒸发增加。

(3) 泪液物理性质的变化:配戴接触镜后,泪液蒸发增加,导致泪液渗透压增加,温度降低。当配戴接触镜引起角膜缺氧时会造成 CO_2 浓度增加,从而导致泪液 pH 值的降低。

(4) 泪膜结构的改变:接触镜将原有的泪膜分成镜前泪膜和镜后泪膜,影响了泪膜的稳定性。

(四) 角膜与氧气

1. 角膜的氧供　在睁眼的状态下,角膜暴露在空气中,角膜表面的氧水平约为 21%(氧气在大气中的比例)。在闭眼的状态下大气中的氧供基本中断,仅从睑结膜血管、房水、角膜缘血管获取氧气,此时角膜表面的氧水平约 7%,氧供约为睁眼状态下的 1/3。

2. 氧气在角膜能量代谢中的作用　维持角膜正常生理功能的能量主要来自角膜的葡萄糖代谢。在氧气充足的情况下,每分子葡萄糖通过有氧代谢,产生 36 分子 ATP,在无氧情况下,每分子葡萄糖通过无氧酵解,产生 2 分子 ATP 和乳酸。如果氧供不足,则角膜能量代谢下降,乳酸堆积,导致角膜水肿、角膜新生血管、角膜内皮细胞减少等并发症。

3. 接触镜对角膜氧供的影响　配戴接触镜后,接触镜部分或完全覆盖角膜,在一定程度上阻碍了角膜的氧气供应。配戴软性接触镜,睁眼状态下角膜表面氧水平为 8%~10%,闭眼状态下为 4% 左右;配戴 RGP 镜片,睁眼状态下为 14%~16%,闭眼状态下约为 6%。通常认为 6% 为角膜的生理需氧临界值,即当配戴接触镜时无论睁眼还是闭眼状态下角膜表面的氧水平低于 6%,就破坏了角膜正常的生理状态。所以无论配戴何种类型的接触镜(包括最新的高透氧的硅水凝胶接触镜),过夜配戴都会减少角膜氧供,增加角膜感染的可能性,应当告知配戴者。

考点

配戴接触镜对角膜氧供的影响。

第三节 接触镜光学

一、学习目标

1. 掌握接触镜顶点屈光度的换算。
2. 熟悉接触镜泪液透镜屈光度的计算和接触镜的放大倍率。
3. 了解接触镜矫正散光的光学原理,配戴接触镜引起的视野、调节和集合的改变。

二、任务描述

接触镜作为光学器具用于矫正屈光不正,其光学原理和框架眼镜有许多相似之处,但由于接触镜配戴在角膜表面,改变了原有的光学系统,接触镜与角膜、泪膜组成新的光学系统,而此光学系统又具有其特殊性。

三、知识准备

(一) 接触镜光学系统

由接触镜、镜片下泪膜和角膜组成的新的光学系统包括 6 个光学界面和 4 种不同折射率的屈光介质(图 1-3-1)。

这 6 个光学界面是:镜片的前、后表面,泪膜的前、后表面,角膜前、后表面。4 种不同折射率的介质分别

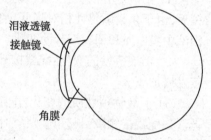

图 1-3-1 接触镜光学系统

为:镜片的折射率为 1.37~1.45、泪膜的折射率为 1.336、角膜的折射率为 1.376、房水的折射率为 1.336。

(二) 接触镜屈光力的计算

由于接触镜的曲率半径很小,镜片中心厚度与曲率半径相比,镜片厚度不能忽略,因此接触镜被认为是厚透镜。根据厚透镜公式:

$$F=F_1+F_2-(t/n)F_1F_2$$

式中 F_1 和 F_2 分别为透镜前后表面的屈光力,t 为镜片中心厚度(单位是 m),n 为材料的折射率。

由厚透镜成像公式可以看出,接触镜的屈光力由镜片前后表面镜度、镜片材料折射率和镜片厚度决定。一般来讲,接触镜的后表面曲率根据角膜前表面的曲率确定,镜片材料折射率是特定材料的固有属性,镜片厚度由设计形式和临床需要而决定。因此接触镜屈光力确定的关键是前表面的屈光力,即前表面中央光学区的曲率半径。

(三) 接触镜顶点屈光度换算

通常把眼镜镜片后顶点与角膜前顶点(实为眼的物方主点)的距离称为顶点距离或镜眼距离(黄种人一般为 12.00mm),而接触镜贴在角膜的表面,这样在矫正相同的屈光不正眼,达到同样的屈光矫正效果时,所需接触镜的度数与框架眼镜的度数是有差别的,两者所需镜度可以相互换算(图 1-3-2)。

眼屈光不正的量在临床上通常在眼镜平面进行测量,即验光所得的结果相当于框架眼镜的处方,因此在根据验光的结果选择接触镜时须进行镜度的换算,换算公式为:

$$F'=\frac{F}{1-dF}$$

式中 F' 为接触镜镜度,F 为框架眼镜镜度,d 为顶点距离(单位是 m)。

例如,当框架眼镜镜度为 –12.00D,镜片顶点距离为 12.00mm 时,接触镜镜度为 $F'=F/(1-dF)=-12/[1-0.012\times(-12)]=-10.50D$。

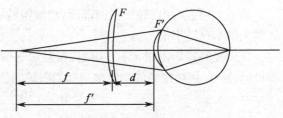

图 1-3-2 顶点屈光度换算

通过上述公式可以进行任意框架眼镜处方和接触镜的处方之间的换算。当屈光度低于 ±4.00D 时,因两者的差异很小,临床上可以忽略顶点距离效应,即接触镜处方等于框架眼镜处方。

 考点

接触镜顶点屈光度换算。

(四)泪液透镜

接触镜后表面与角膜前表面之间的泪液构成的液态透镜称泪液透镜。接触镜对眼的总的屈光力是镜片屈光力加泪液透镜屈光力的总和。由于软镜通常顺应角膜表面形状,所以认为软镜产生的泪液透镜为平光。对于硬镜泪液透镜的光学效果根据配适特征而定(图 1-3-3)。

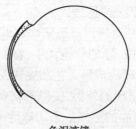 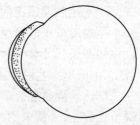

a. 负泪液镜　　　　　　b. 正泪液镜

图 1-3-3 泪液透镜

当用球性硬镜矫正球性屈光不正时,如果镜片中央曲率较角膜平坦,则泪液镜相当于负透镜;如果镜片中央曲率比较陡峭,则泪液镜相当于正透镜;如果镜片是匹配角膜配适的,则为平光泪液镜。如果镜片发生偏心,泪液镜还会产生棱镜效应。

泪液透镜屈光力的计算:泪液透镜前表面的曲率半径(r_1)为镜片后表面的曲率半径(镜片基弧),泪液透镜后表面的曲率半径(r_2)为角膜前表面的曲率半径(角膜曲率计 K 读数)。假设泪液透镜前后界面由薄的空气层隔开,泪液透镜屈光度(F)则为:

$$F=F_1+F_2=\frac{n-1}{r_1}+\frac{1-n}{r_2}$$

例如,泪液透镜折射率为 1.336,硬镜的后表面曲率半径为 7.80mm,角膜曲率计 K 读数 7.60mm,计算泪液透镜的屈光力。

$$F=(1.336-1)/0.0078+(1-1.336)/0.0076=-1.13D$$

由以上计算我们还可以得出一个粗略的关系:镜片基弧与角膜曲率度数相差 0.05mm 时,会产生约 0.25D 的泪液透镜。

(五)接触镜放大倍率

眼镜放大倍率(眼镜屈光度放大倍率)定义为:屈光不正眼戴矫正眼镜视远物所成视网膜像的大小与不戴矫正眼镜看同一物体时视网膜像大小的比值。其计算公式为:

$$M=\frac{1}{1-dF}$$

式中 M 为眼镜放大倍率,F 为矫正镜片的屈光度,d 为镜片后顶点至眼物方主点的距离。

由上式可以看出,对于正透镜而言,眼镜的放大倍率总是大于1,对于负透镜而言,眼镜的放大倍率总是小于1。

使用接触镜矫正屈光不正眼时,接触镜的后顶点至眼物方主点之间的距离很小,当忽略不计时,M=1,接触镜的放大倍率与框架眼镜的放大倍率的比率为:

$$\frac{M_c}{M_s} = \frac{1}{\dfrac{1}{1-d_sF_s}} = 1-d_sF_s$$

式中 M_c 为接触镜放大倍率,M_s 为框架眼镜放大倍率,d_s 为框架眼镜的镜眼距,F_s 为框架眼镜的屈光度。

由上式可以看出,对于远视眼的矫正,F_s 为正值,此时接触镜放大倍率与框架眼镜的放大倍率的比率小于1,即接触镜矫正比框架眼镜矫正所见物像要小;对于近视眼的矫正,F_s 为负值,此时两者比率大于1,即接触镜矫正比框架眼镜矫正所见物像要大。

(六) 接触镜矫正散光的光学原理

接触镜矫正散光通常是通过泪液透镜来完成的。泪液透镜矫正散光的效果一般认为:硬性接触镜优于软性接触镜,厚的软镜优于薄的软镜,低含水量的软镜优于高含水量的软镜,车削成形工艺镜片优于模压成形工艺和旋转成形工艺镜片。

球性软镜通常会顺应眼球的外形,使得角膜表面的散光得不到充分矫正,如需要应用软镜矫正散光,一般采用环曲面的形式。采用球性硬镜可以比较理想地矫正中等量以下的角膜散光,一般认为小于 2.00D 角膜散光可以全部矫正。球性硬镜并不能矫正所有的散光,当角膜散光量大于 2.50D 时,用球性硬镜矫正不能获得良好、稳定的配适,需要将后表面设计成环曲面。如果有比较显著的眼内散光,则需要将前表面设计成环曲面。

(七) 配戴接触镜时视野的变化

框架眼镜的视野被局限在镜片的边缘范围之内,当视线指向镜片范围以外时,则不能获得良好的矫正视力,而接触镜光学区覆盖整个瞳孔区,且随眼球转动,因此,配戴接触镜视野与正视眼相同。此外框架眼镜镜片边缘由于棱镜效应会产生环形盲区(正透镜)和环形复像区(负透镜),而接触镜与眼球同步转动,几乎不受棱镜效应的影响。

(八) 配戴接触镜时调节与集合的变化

在视近物时眼睛需作适当的调节与集合才能看清楚。对同一屈光不正眼,用接触镜和框架眼镜矫正,由于镜片与角膜之间的距离的不同,所以看同一物体时所用的调节和集合是不同的。

因接触镜直接配戴在角膜上,接触镜与角膜的距离很小,可以忽略不计,所以配戴接触镜时对近物的调节量与正视眼基本相同。近视眼配戴接触镜矫正,调节需求比配戴等效的框架眼镜矫正时要大;而远视眼配戴接触镜矫正,调节需求比配戴等效的框架眼镜矫正时要小。

同样接触镜直接配戴在角膜上,且接触镜随眼球而转动,故看近物时的集合需求与正视眼相同。配戴框架眼镜矫正看近物时,视线向内而偏离眼镜光心,产生棱镜效果,凸透镜产生底朝外的棱镜效应,凹透镜产生底朝内的棱镜效应,所以远视眼配戴接触镜矫正时集合量比配戴框架眼镜时要少,近视眼配戴接触镜矫正时集合量比配戴框架眼镜时要多。

第四节　接触镜材料

一、学习任务

1. 掌握接触镜材料的基本特性。
2. 了解不同接触镜材料的特点。

二、任务描述

从接触镜发展的历史中我们可以了解到,镜片材料一直是接触镜发展的一条主线,虽然迄今为止人们尚未发现十全十美的材料,但是只要我们在理解和掌握人眼解剖和生理的基础上,充分利用材料的优点,规避其缺陷,就能获得验配的成功。

三、知识准备

(一) 接触镜材料的基本特性

1. **透明度**　是指物质的透光率,通常运用特定波长的光透过规定厚度的材料的百分率来表示该物质的透明度。世界上没有一种材料是完全透明的,因为当光通过物质时总有一部分光被吸收、反射或折射。通常无着色的接触镜材料的透光率为92%~98%,彩色接触镜根据染色的深度其透光率可降低5%~30%。影响镜片透明度的因素主要包括材料的纯度、聚合程度、水合程度等。

2. **硬度**　反映了镜片的耐磨性和抗压性。硬度通常有两种测量方法,用得最多的是"肖氏硬度",这种方法用于测试镜片表面抗刮痕的能力;另一种方法是"洛氏硬度",这种方法用于测试镜片材料的抗压能力。

3. **韧度**　反映了镜片材料的柔韧程度。柔韧性好的材料制成的镜片配戴舒适性好,但因容易紧贴角膜与角膜形状相吻合,故不能矫正角膜散光。

4. **抗张强度**　反映了镜片的耐久性。抗张强度是材料在被牵拉状态下,断裂之前所能承受的最大拉力值。镜片在使用过程中不可避免的承受摘戴和清洗时的作用力,所以抗张强度高的镜片耐久性好。

5. **弹性模量**　表示镜片材料在承受外部压力时保持形态不变的能力。弹性模量低的材料,对压力的抵抗力小,容易变形。弹性模量高的材料,能更好地抵抗压力,保持原形态,利于矫正散光,提供更好视觉效果。

6. **比重**　是在一定温度下的空气中,相同体积的材料与水的重量之比率(水的比重是1.0)。在其他参数相同的情况下,镜片材料比重越小,镜片重量越轻。

7. **折射率**　光在真空中的传播速度与光在该材料中的传播速度之比称为该材料的折射率,又称屈光指数。材料的折射率越高,对光的折射的能力越强,镜片就有可能做得越薄。软镜材料(亲水性)的折射率与含水量成反比。即含水量越高,折射率越低;含水量越低,折射率越高。

8. **湿润性**　材料容许水分覆盖表面的能力称为湿润性。通常用湿润角来评价,即将液体滴于材料表面,测量夹于液滴表面正切线到水平线的角度(图1-4-1)。

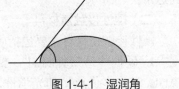

图 1-4-1　湿润角

湿润角越小,湿润效果越好;反之,湿润角越大,湿润效果越差。接触镜表面的湿润性大,所形成的泪膜也就均匀稳定。均匀稳定的泪膜是配戴舒适,视力清晰和防止沉淀物形成所必需的条件。

考点

湿润角的概念。

9. 含水量 特定条件下,镜片材料中含有水分的重量与镜片总重量的比值。软镜的含水量一般在30%~80% 之间。对于水凝胶材料的镜片,含水量越高,透氧性越好;但是对于硅水凝胶材料的镜片,硅含量越高,或者是含水量越低,透氧性越好。所以软镜的透氧性与含水量关系密切,通常根据软镜的含水量可以将软镜分成两类:低含水量(含水量 <50%)和高含水量(含水量 >50%)。

考点

接触镜含水量与透氧性的关系。

10. 离子性 接触镜材料表面可能有电荷或无电荷,带电荷的材料称为离子性材料,一般带负电荷;无电荷的材料称非离子性材料。离子性的材料湿润性好,但是容易吸附泪液中的蛋白等带正电荷的物质形成沉淀物;非离子性的材料的惰性大,不容易吸附沉淀物,但是表面湿润性相对较差。

11. 透氧性 镜片材料容许氧气通过的性能称为透氧性,通常用 DK 值衡量。氧气要通过某种材料,氧分子必须先溶解于这种材料中,然后再通过这种材料。DK 值中的 D 表示氧在接触镜材料中的弥散系数,K 表示氧在接触镜材料中的溶解系数,DK 的乘积为该材料的透氧系数。接触镜材料的 DK 值是材料的一个内在特性,对于一定材料的镜片,DK 值是一个常数,DK 值的测量方法有多种,不同的测量方法所得出的数据可以不同,因此在比较材料 DK 值时,应以同一种方法得出的数据进行比较。

考点

DK 值的含义。

12. 氧传导性 指氧气通过一定厚度特定镜片的实际速度,通常用 DK/L 值来衡量。L 表示镜片的厚度,DK/L 表示该镜片的氧传导性。显然,镜片越厚,氧传导性越低,但是高 DK 值的材料由于含水量较高无法做得很薄,而低含水量的镜片可以做得很薄,能弥补由于含水量低所造成的低透氧,所以 DK/L 值能更加准确的反应材料实际氧传导性能的好坏。

考点

氧传导性的概念。

13. 等效氧性能 是反映镜片配戴到眼睛上的情况下,测量实际到达角膜氧气量的一个指标。透氧性和氧传导性都是在实验室或离体条件下测得的数据,不能很好地说明镜片戴到眼上的情况,而等效氧性能更接近实际。角膜从大气中获得的最大氧气量为 21%(大气的氧含量),所以如果镜片的等效氧性能为 21%,则它对氧可以完全通透,如果为 10.5%,则只允许大气含氧量的一半到达角膜。

考点

等效氧性能的概念。

(二) 硬性接触镜材料

硬性接触镜材料主要包括硬性非透气性材料和硬性透气性材料。

1. 硬性非透气性材料 聚甲基丙烯酸甲酯(PMMA)是最早用来制作接触镜的材料。PMMA 有许多优点例如光学性能良好,矫正视力清晰,矫正角膜散光效果好,容易制造,耐用,不易变色,抗沉淀性好,原料价格低廉,用它制作出来的镜片配戴时容易操作,易清洗,耐磨损,但是它存在一个致命的弱点——透氧性差,DK 值仅为 0.02×10^{-11},导致了诸多缺氧引起的临床并发症。所以单纯的 PMMA 镜片现在已基本弃用。

2. 硬性透气性材料 硬性透气性材料(rigid gas permeable),即通常所说的 RGP 材料,是一类兼备硬性和透气性的接触镜材料的总称。RGP 材料透氧性好,DK 值 $(8\sim90) \times 10^{-11}$,甚至超高透氧 $>90 \times 10^{-11}$。主要包括:硅氧烷甲基丙烯酸酯(SiMA)、氟硅丙烯酸酯(FSA)等。RGP 材料是在 PMMA 材料基础上发展而来的,硅氧烷甲基丙烯酸酯是在 PMMA 材料中添加硅,氟硅丙烯酸酯是在 PMMA 材料中添加氟硅,通过添加硅和氟硅改善了材料的透气性能。

RGP 材料有很多优点,包括:光学性能好、矫正散光的效果好、耐用、有良好的加工性、容易操作、有良好的透氧性能等,就其对角膜的健康来讲,RGP 材料是目前最好的镜片材料,但是 RGP 配戴初期舒适性不及软镜,需一定的适应时间,并且须将镜片制成多种规格的内曲面,以适应不同的配戴眼,对验配者技术要求较高,价格也较昂贵。

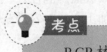

考点
RGP 材料的优缺点。

(三) 软性接触镜材料

软性接触镜材料主要包括水凝胶材料和硅水凝胶材料。

1. 水凝胶材料 水凝胶材料是由许多包含有亲水基团的聚合物组成,在一定压力、温度和 pH 值下吸收一定量水分达到饱和,表现出柔软、亲水和透氧的特性。水凝胶材料是目前普遍使用的软镜材料,主要包括以下三种:

(1) 聚甲基丙烯酸羟乙酯(PHEMA):PHEMA 是最早用于接触镜制作的亲水材料,吸水性较好,材料柔软,但只能部分透氧。

(2) 甲基丙烯酸羟乙酯(HEMA)混合材料:HEMA 混合材料是以 HEMA 为基质,加入其他辅料,提高材料的含水量,同时增加了材料的透氧性,根据所加辅料的不同,表现出的特性(如含水量、透氧性或离子性)也不一样。

(3) 非甲基丙烯酸羟乙酯(非 HEMA)材料:非 HEMA 材料不含 HEMA 成分的亲水性软镜材料,主要包括甲基丙烯酸甲酯和甘油丙烯酸酯的共聚物、甲基丙烯酸甲酯和 N-乙烯基吡咯烷酮的共聚物及聚乙烯醇等。

水是氧气透过水凝胶材料的传导媒介,氧气分子首先溶解于泪液中,再透过镜片传导至角膜,所以水凝胶材料的透氧性与其含水量成正相关,镜片含水量越高其透氧性越好,越柔软,配戴越舒适。但是高含水量镜片需水量也多,容易引起眼睛干涩,也容易引起沉淀物沉积,并且高含水量镜片强度差,易损坏。低含水量镜片则恰恰相反。所以说没有任何一种材料是十全十美的,要综合考虑配戴者的需求、屈光状态、眼部特征等因素,选择合适材料的接触镜。

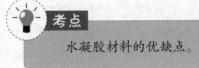

考点
水凝胶材料的优缺点。

2. 硅水凝胶材料 硅水凝胶材料就是氟化硅氧烷与水凝胶的结合。硅的透氧性非常好,但是湿润性和配戴舒适度较差;水凝胶的含水量高,配戴舒适,但是透氧性不尽如人意。早期,科学家们尝试着将硅加入水凝胶材料中,来改善材料透氧性,但是由于硅材料的疏水性,硅的加入使得镜片湿润性变差,配戴舒适度降低。为了克服这些缺点科学家们一直不断改进原料的比例,最终形成目前的硅水凝胶材料,硅水凝胶材料既保留了水凝胶材料柔软、配戴舒适的优点,又大大提高了材料的透氧性,其透氧率约为水凝胶镜片的3~6倍,给配戴者以健康舒适的体验。

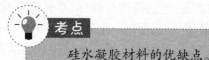

考点

硅水凝胶材料的优缺点。

(四) 理想的接触镜材料

1. 生物相容性好　不含有毒、有害物质,对配戴者眼部无刺激。

2. 理化性质稳定　重量轻,惰性大,参数稳定,耐用。

3. 光学性能好　透明度高,具有良好的光学清晰度。

4. 高透氧性　能满足角膜的氧气需求。

5. 表面特性优　表面湿润性好,不易形成沉淀。

6. 容易获取和加工　材料容易获得,加工制作较简单。

第五节　接触镜设计

一、学习目标

1. 掌握接触镜基本设计参数的概念及意义。

2. 了解不同接触镜设计的用途。

二、任务描述

接触镜的基本设计理念是达到安全、舒适、增视的目标。接触镜主要根据眼表特征、镜片材料性能和镜片用途来设计,在设计过程中,需要综合考虑各种参数。

三、知识准备

(一) 镜片设计

1. 常规设计　适用于单纯近视眼、远视眼、低度散光眼的矫正。

(1) 球面设计:镜片弧面上任意一点的曲率半径均相等,恰似一个球体的表面。

(2) 非球面设计:镜片弧面中心至边缘的曲率半径是变化的。由于角膜表面是非球面,从中心至边缘逐渐变平坦,所以为了最大限度地与角膜形态相吻合,一般非球面设计的接触镜内弧面中心至边缘的曲率半径也是逐渐增大的。

2. 特殊设计　随着科学技术的发展和人民生活水平的提高,人们对接触镜的需求日益多样化,因此除了常规设计以外,接触镜还出现多种特殊设计,以满足人们的不同需要。

(1) 环曲面设计:主要用于散光的矫正。

(2) 双焦和多焦点设计:主要针对老视人群。

(3) 其他特殊设计镜片:彩色美容镜片、控制近视镜片(角膜塑形镜等)、治疗用镜片(圆锥角膜镜片、绷带镜片、缓释镜片等)和抗紫外线功能镜片等。

(二) 主要设计参数

把接触镜进行"解剖"可知,其每一个几何因素都可以加以量化,量化值被称为镜片参数。能够根据镜片材料的理化特性和配戴眼的生理需求加以更改的参数称镜片的可变参数。确定镜片的可变参数的过程就称为镜片的设计(图 1-5-1)。

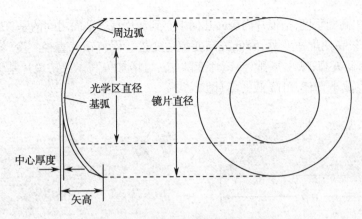

图 1-5-1 接触镜的部分可变参数

1. 内表面 接触镜的定位由镜片内表面(后表面)决定。正常的角膜前表面中央区 4.0mm 以内基本为球面,向周边部逐渐平坦,呈非球面。,所以接触镜内表面必须最大限度地与角膜前表面形态相吻合,以保证镜片定位良好,配戴舒适,避免引起角膜局部压迫和损伤。通常镜片内表面可以设计为球面或非球面。

2. 外表面 接触镜的屈光度由镜片的外表面(前表面)决定。在确定了镜片的材料、基弧和厚度后,镜片的屈光力取决于镜片外表面的设计。外表面有屈光作用的范围即外表面光学区,一般为球面设计,为了降低镜片厚度,改善配戴舒适性和氧传导性,可以将镜片光学区以外的周边部分削薄,这种设计称为缩径设计。

3. 边缘 镜片边缘是镜片内外表面的几何融合区。镜片边缘的形状和厚度对于镜片配适的舒适度和配适质量有非常重要的影响。对于硬镜而言,镜片的边缘设计还与镜片下的泪液交换密切相关。镜片的边缘设计有多种,目的都是为了使得配戴健康、舒适。

4. 基弧 镜片内表面中央光学区的曲率半径称为基弧,以毫米(mm)为单位。基弧越大,镜片越平;基弧越小,镜片越陡。球面镜片的基弧通常设计为 6.8~9.2mm 的多种规格,根据角膜曲率的不同而进行选择。在实际应用中镜片的基弧应比角膜曲率略平 10% 左右,以利于镜片下的泪液交换。

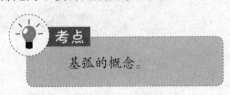

考点

基弧的概念。

5. 周边弧 大多数接触镜内表面除了基弧之外往往还有其他弧度,这些周边部围绕基弧的各弧统称为周边弧。紧邻基弧的周边弧称为第二弧,再往周边称为第三弧、第四弧,以此类推。周边各弧由内向外逐渐变平坦,以适应角膜前表面自中央到周边逐渐平坦的曲率。为了使角膜表面受力均匀,配戴舒适,各弧结合处需进行融合处理。

6. 镜片直径 指镜片边缘两对应点之间最大的直线距离,以毫米(mm)为单位,软镜的直径大于角膜直径,通常 13.5~15.0mm;硬镜的直径小于角膜直径,通常 8.0~10.0mm。

7. 屈光力 指镜片改变光束聚散度的能力,以屈光度(D)为单位。镜片的屈光力与镜片光学区内、外表面曲率半径,中心厚度以及原材料充分水合后的折射率等因素有关。

8. 厚度 镜片内外表面之间的垂直距离,以毫米(mm)为单位,分为中心厚度、旁中心厚度和边缘厚度。镜片过薄影响镜片的可操作性、耐用性和角膜散光的矫正;镜片过厚可影响镜片的透氧性、舒适性和稳定性,所以厚度要适中。软镜的中央厚度通常控制在 0.035~0.15mm 之间。

9. 矢高 矢高即垂度,指镜片内表面几何中心到镜片直径平面之间的垂直距离(图 1-5-2)。一般来说,增加矢高使配适变紧,降低矢高使配适变松。保持镜片直径不变,增大基弧(使镜片变平坦),可降低矢高;减小基弧(使镜片变陡峭),可增加矢高。保持镜片基弧不变,增大直径,可增加矢高;减小直径,可降低矢高(图 1-5-3)。

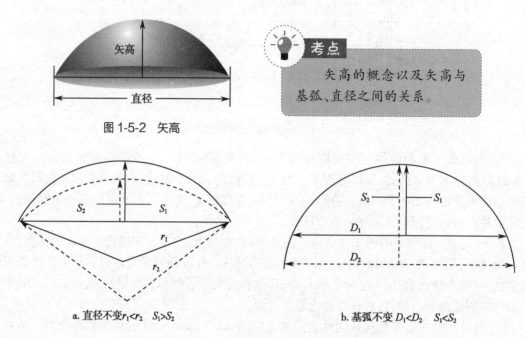

图 1-5-2 矢高

考点

矢高的概念以及矢高与基弧、直径之间的关系。

a. 直径不变 $r_1 < r_2$ $S_1 > S_2$

b. 基弧不变 $D_1 < D_2$ $S_1 < S_2$

图 1-5-3 矢高与基弧和直径的关系

第六节 接触镜加工工艺

一、学习目标

1. 熟悉接触镜各种加工工艺的优缺点。
2. 了解接触镜加工工艺的步骤和程序。

二、任务描述

接触镜的加工包括许多步骤和程序,接触镜作为一种医疗器具其基本的制造要求为精密、安全、清洁、高效,主要包括旋转成形工艺、车削成形工艺、模压成形工艺以及综合成形工艺。

三、知识准备

(一) 旋转成形工艺

旋转成形工艺是最早用于软镜生产的加工工艺。1961 年由前捷克斯洛伐克科学家威特勒(Otto Wichterle)发明并申请专利,后来博士伦公司购买了此项专利,并于 1972 年推入市场。

1. 工艺过程 该工艺是将镜片液体原料注入高速旋转的一定的模具中,注入量和旋转速度均由计算机控制,然后接受紫外线照射使其固化,形成干态镜片,再对干态镜片进行磨边和抛光处理,进入后期工艺(图1-6-1)。

镜片的前表面曲率由模具的曲率来决定,镜片的后表面曲率由模具的旋转速度、材料量、材料的物理特性、聚合反应时间等因素而定。模具旋转速率越大,基弧越陡;速率越小,基弧越平。

2. 工艺特点 该工艺生产效率高,成本低,可重复性好。生产出的镜片表面光滑,质地柔软,中心厚度薄,透氧性好,镜片内曲面为非球面,恰能适应人眼角膜的形态,配戴舒适,但镜片弹性模量较低,成形性差,不易操作,矫正散光效果稍差。

(二) 车削成形工艺

车削成形工艺可以用于软镜和硬镜的生产,且为现代硬镜的主要生产工艺。

1. 工艺过程 液体原料注入长玻璃管内,在高温下合成一根硬化的材料聚合物,再将这一根硬化的材料聚合物切成一个个纽扣形的镜片毛坯,然后将镜片毛坯放在电脑数控车床上切削,切削出镜片的前后表面、周边曲率和边缘,再对切削好的干态镜片进行磨边和抛光处理,进入后期工艺(图1-6-2)。

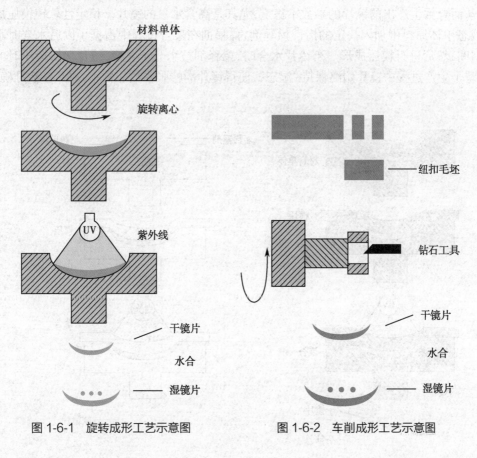

图1-6-1 旋转成形工艺示意图   图1-6-2 车削成形工艺示意图

2. 工艺特点 该方法生产效率低,成本高,可重复性差,不适合大批量生产,但是可对不同设计、不同要求的镜片进行几乎不受限制的加工,多用于散光镜片及硬性接触镜的制作。生产出的镜片弹性模量较高,成形性好,易操作,矫正散光较好,但舒适度稍差。

(三) 模压成形工艺

1. 工艺过程 首先根据不同的屈光度、基弧和直径设计出多套模具,将液体原料注入凹模,用凸模套入凹模进行模压,通过紫外线照射使其聚合成形,然后将凸模与凹模分离,再对干态镜片进行磨边和抛光,进入后期工艺(图1-6-3)。

镜片的前表面曲率由凹模的表面弧度所决定,镜片的后表面曲率由凸模的表面弧度决定。

2. 工艺特点 该工艺生产效率高、成本低、可重复性好,利于大批量生产,多数抛弃型镜片用此方法制作。生产出的镜片弹性模量大于旋转成形工艺的镜片,成形性好,易于操作,矫正视力清晰,可矫正一定程度的低度散光,配戴较为舒适。但镜片较厚,透氧性稍差,且强度稍差,不耐久用。

(四) 稳定性软镜模压成形工艺

1981年强生公司进入接触镜生产领域,随后购买获得接触镜生产的专利技术"稳定性软镜模压成形(SSM)",用于生产抛弃型和频繁更换型接触镜。

1. 工艺过程 稳定性软镜模压成形属于模压成形的一种,但与常规模压成形有明显不同。传统模压成形工艺在软镜生产时镜片处于干态,然后水合,水合时会将干态镜片的误差放大,从而导致生产出的镜片的参数不稳定,尤其是高含水量的镜片。稳定性软镜模压成形是在液态单体原料中加入一定的惰性稀释剂,稀释剂在聚合过程中占据了以后水合时水分子的空间,然后进行模压成形。当镜片水合时,稀释剂被水分子置换,镜片保持模压时的形态,在整个生产过程中镜片始终保持"湿态",使得镜片的膨胀系数非常小,成品参数准确(图1-6-4)。

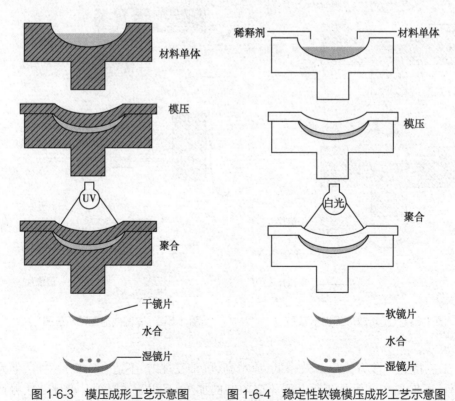

图1-6-3 模压成形工艺示意图　　图1-6-4 稳定性软镜模压成形工艺示意图

2. 工艺特点 稳定性软镜模压成形工艺比传统模压成形工艺生产效率高,成本低,可重复性好,可用来大规模生产镜片,生产出的镜片膨胀系数非常小,参数准确,矫正视力清

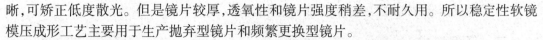

晰,可矫正低度散光。但是镜片较厚,透氧性和镜片强度稍差,不耐久用。所以稳定性软镜模压成形工艺主要用于生产抛弃型镜片和频繁更换型镜片。

(五) 综合成形工艺

1. 旋转车削工艺 旋转成形工艺与车削成形工艺相结合,先实施旋转成形工艺,然后用电脑数控车床切削镜片内表面,再进行抛光处理。这种方法即保持了旋转成形工艺制作镜片整体较薄,配戴舒适,透氧性好的特点,又因切削使镜片内表面光学区成球面,配戴后矫正视力清晰,定位良好,并能矫正一定程度的散光。

2. 模压车削工艺 模压成形工艺与车削成形工艺相结合,先实施模压成形工艺,然后用电脑数控车床切削镜片表面,再进行抛光处理。这种方法即保持了模压成形工艺镜片的配戴舒适,矫正视力清晰等优点,又因切削工艺使镜片变薄强度增加,透氧性能和耐用性亦得到改善。

(六) 后期工艺

接触镜在完成上述前期工序后,还必须进行后期工序,各种工艺方法的后期工序基本相同。软镜的后期工序主要包括:蚀刻标记、水合、萃取、染色、品控、封口、灭菌、贴标签;硬镜的后期工序相对简单主要包括:蚀刻标记、品控、封口、灭菌、贴标签。

1. 蚀刻标记 在干态镜片的外表面非光学区,通过激光、化学腐蚀、机械铸压等方法标记镜片的品牌、系列、参数(基弧、直径、度数)以及散光镜片的散光轴位等。

2. 水合 将成形的干态镜片置于80~90℃的生理盐水中,使其按配方要求充分吸收水分。在水合过程中,镜片吸水后膨胀,所以干态镜片的尺寸一定要精确计算,从而保证水合后的镜片保持精确的参数。

3. 萃取 把水合后的镜片置于萃取方盘的片篮中,将方盘放入80~90℃的生理盐水水槽中,恒温静置20~25小时。通过萃取可使镜片中未聚合的单体进一步聚合,并且析出可溶性的添加剂和杂质,使镜片材料更加纯净透明。

4. 染色 加工好的镜片为无色透明的,可以不染色,也可以根据需要染上不同颜色。常用的染色方法有混染法、浸染法、共价结合法、印染法和三明治法。

5. 品控 品控是后期工序中最为主要的工序。通常检查镜片表面质量、屈光度,抽检镜片的直径、基弧、含水量、中心厚度、边缘厚度、边缘形态等参数。车削成形镜片因为可重复性差,故应普检镜片的直径、基弧、中心厚度等参数。

6. 封口、灭菌 品控合格的镜片放入盛有生理盐水的镜片瓶中,要求镜片瓶中的生理盐水渗透压精确,容量标准,用铝盖封口,封好的铝盖边缘平整,不能旋动,然后进行高压蒸汽灭菌。

7. 贴标签 取出灭菌后的镜片瓶,待其冷却后粘贴标签,标签上应注明品牌、系列、产地、批号、有效期、镜片材料、含水量、直径、基弧、屈光度等资料。

第七节　接触镜分类

一、学习目标

1. 掌握软镜 FDA 分类方法,接触镜配戴方式和更换周期分类方法。
2. 熟悉根据接触镜材料分类方法。

3. 了解根据接触镜加工工艺和功能分类方法。

二、任务描述

由于接触镜的材料、设计和加工工艺的不断发展,接触镜的种类也越来越多。在临床实际应用中,接触镜可以根据镜片材料、含水量和离子性、配戴时间、使用周期、加工工艺和功能等方面进行分类。

三、知识准备

(一) 根据接触镜材料进行分类

根据接触镜材料可以将接触镜分为硬性接触镜和软性接触镜两大类。硬性接触镜又可以分为硬性非透气性材料和硬性透气性材料制成的接触镜;软性接触镜又可以分为水凝胶材料和硅水凝胶材料制成的接触镜。

1. 硬性接触镜

(1) 硬性非透气性材料接触镜

是以聚甲基丙烯酸甲酯(PMMA)为主要材料制成的接触镜。PMMA 材料透气性极差,单纯的 PMMA 镜片现在已基本弃用。

(2) 硬性透气性材料接触镜

是以硅氧烷甲基丙烯酸酯(SiMA)、氟硅丙烯酸酯(FSA)等硬性透气性材料(RGP 材料)制成的接触镜。

2. 软性接触镜

(1) 水凝胶材料接触镜:是以聚甲基丙烯酸羟乙酯(PHEMA)、甲基丙烯酸羟乙酯(HEMA)混合材料、非甲基丙烯酸羟乙酯(非 HEMA)材料制成的接触镜。是目前普遍使用的软镜材料。

(2) 硅水凝胶材料接触镜:硅水凝胶材料接触镜是在水凝胶材料中加入硅的成分,如将氟化硅氧烷与水凝胶结合,其透氧性可达水凝胶镜片的 3~6 倍,并通过亲水化处理,提高舒润渡及抗沉淀性,大部分产品可用于长戴。

(二) 根据接触镜含水量和离子性进行分类

根据水凝胶软镜镜片材料的含水量和离子性,1986 年美国食品药品监督管理局(FDA)对它们进行了分类。

Ⅰ类,非离子型,低含水量(<50%)。

Ⅱ类,非离子型,高含水量(>50%)。

Ⅲ类,离子型,低含水量(<50%)。

Ⅳ类,离子型,高含水量(>50%)。

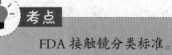

考点

FDA 接触镜分类标准。

(三) 根据接触镜配戴方式进行分类

1. 日戴型 指配戴者在日间非睡眠睁眼状态下配戴镜片,睡觉前将镜片取出,并按常规进行镜片护理。日戴避免了过夜配戴可能出现的角膜缺氧的情况,但是日戴方式镜片摘戴、护理相对繁琐,也增加了护理液过敏的几率。

2. 弹性配戴型 指配戴者以日戴为主,偶尔戴镜午睡或过夜睡眠,一般每周不超过两夜(不连续)。弹性配戴可以灵活掌握,比较方便,但是过夜配戴影响眼的健康。

3. 长戴型 指配戴者日夜连续戴镜,持续数日后取下镜片,更换新镜片,无需护理。长戴省去了每天摘戴镜片和护理镜片的程序,减少了护理液过敏的几率,但是连续过夜配戴使得角膜缺氧和感染风险明显增加。近几年,新型镜片材料和加工工艺的迅速发展,一些高透氧材料制成的软镜和 RGP 镜片被 FDA 批准可以连续配戴 30 天。

(四) 根据接触镜更换周期进行分类

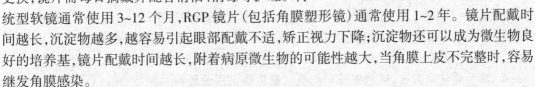

考点

日戴型、弹性配戴型、长戴型接触镜的概念及优缺点。

1. 传统型　是指镜片使用到不能继续使用时再更换,镜片需每日摘戴并配合清洁、消毒等护理。传统型软镜通常使用 3~12 个月,RGP 镜片(包括角膜塑形镜)通常使用 1~2 年。镜片配戴时间越长,沉淀物越多,越容易引起眼部配戴不适,矫正视力下降;沉淀物还可以成为微生物良好的培养基,镜片配戴时间越长,附着病原微生物的可能性越大,当角膜上皮不完整时,容易继发角膜感染。

2. 抛弃型　是指镜片配戴一次即抛弃,不做重复使用,不需使用任何护理产品。依据镜片特性可设计为日抛、周抛、2 周抛和月抛型。抛弃型镜片省去了繁琐的护理程序,减少了护理液过敏反应的发生,但是除了日抛型之外均为过夜配戴,使得角膜感染的风险增加。日抛型镜片减少了沉淀物及病原微生物的污染的几率,从更换周期的角度来说,是最健康的配戴方式。

3. 频繁更换型 / 定期更换型　镜片使用 1 周、2 周、1 个月,最长不超过 3 个月,需每日摘戴并配合清洁、消毒等护理。该类镜片采用日戴方式,使用传统护理方法保养镜片,在短时间内抛弃,比传统型镜片相对清洁、安全,比抛弃型镜片经济。

考点

传统型、抛弃型、频繁更换型接触镜的概念及优缺点。

(五) 根据接触镜的加工工艺进行分类

旋转成形接触镜、车削成形接触镜、模压成形接触镜和综合成形接触镜 4 种类型。

(六) 根据接触镜的功能进行分类

1. 光学性接触镜　利用接触镜的光学性能来矫正视力是接触镜最常用的功能。主要用于矫正屈光不正和老视。在设计上又可以分为球面接触镜、非球面接触镜、散光接触镜、双焦点或多焦点接触镜等。

2. 治疗性接触镜　利用软性接触镜的绷带作用、药物吸附作用治疗或辅助治疗包括角膜上皮损伤、角膜炎、大疱性角膜病变等眼部疾病。

3. 美容性接触镜　利用美容性接触镜遮盖角膜白斑,改变眼睛的颜色或突出眼睛的轮廓和神采,深受广大爱美人士的喜爱。

小　结

接触镜与眼镜、屈光手术并列为当今临床屈光矫正的三大成熟方法。目前临床使用较多的接触镜类型主要包括:软性水凝胶接触镜、硅水凝胶接触镜和硬性透气性接触镜。虽然接触镜具有增视、美观、方便等优点,但是在使用中仍会存在发生一些眼部并发症的风险。因此我们不但要掌握接触镜光学知识,接触镜的材料、设计、加工工艺,而且还要熟知接触镜相关的眼部组织的解剖和生理,以便及时发现配戴接触镜所引起的眼部形态和生理功能的异常变化,以确保安全配戴。

练习题(单选题)

1. 下列关于角膜的叙述正确的
    A. 角膜呈横椭圆形,越到周边越陡峭　　　B. 角膜呈横椭圆形,越到周边越平坦
    C. 角膜呈竖椭圆形,越到周边越陡峭　　　D. 角膜呈竖椭圆形,越到周边越平坦

2. 泪膜破裂时间异常是指
    A. 小于 5 秒　　　B. 大于 5 秒　　　C. 小于 10 秒　　　D. 大于 10 秒

3. 当框架眼镜度数为 -12.00D,镜片顶点距离为 12mm,如果配戴接触镜,其屈光度为
    A. –10.50D　　　B. –12.00D　　　C. –12.50D　　　D. -13.50D

4. 对于近视眼而言,接触镜矫正比框架眼镜矫正所看到的物象
    A. 大　　　　　B. 小　　　　　C. 相等　　　　　D. 不确定

5. 水凝胶材料的软镜透氧性说法正确的
    A. 与镜片的厚度成正比,与材料的含水量成反比
    B. 与镜片的厚度成反比,与材料的含水量成反比
    C. 与镜片的厚度成正比,与材料的含水量成正比
    D. 与镜片的厚度成反比,与材料的含水量成正比

6. DK 值表示
    A. 弥散系数　　　B. 溶解系数　　　C. 透氧系数　　　D. 等效氧性能

7. 基弧是指
    A. 角膜前表面中央光学区曲率半径　　　B. 角膜后表面中央光学区曲率半径
    C. 镜片前表面中央光学区曲率半径　　　D. 镜片后表面中央光学区曲率半径

8. 反映镜片配戴到眼睛上的情况下,实际到达角膜的氧气量的指标是
    A. 透氧性　　　B. 氧传导性　　　C. 等效氧性能　　　D. 透氧系数

9. PMMA 材料的缺点是
    A. 光学性能差　　　B. 透氧性差　　　C. 抗沉淀性差　　　D. 不耐用

10. 通常球性接触镜矫正散光主要是通过
    A. 泪液透镜　　　B. 接触镜内表面　　　C. 接触镜外表面　　　D. 接触镜边缘

(刘长辉)

第二章　接触镜配前基本检查

接触镜属于Ⅲ类医疗器械,其验配过程是严谨、科学的,必须在专业技术人员的监督、指导下使用。接触镜配戴于角膜表面,配戴者眼表组织,尤其是角膜的健康状态与其能否安全有效地配戴接触镜密切相关,所以在配戴接触镜前后进行全面的检查和评估,才能科学地确定配戴者最适合的镜片类型、配戴方式和护理系统,也能对配戴后的效果有较高的预见性。

第一节　裂隙灯眼前段健康检查

一、学习目标

1. 熟练规范使用裂隙灯进行眼前段检查。
2. 熟悉裂隙灯常用检查方法。
3. 了解观察眼睛结构和病变特征的照明方法。
4. 能向顾客解释裂隙灯检查的意义。

二、任务描述

裂隙灯做眼前段组织的检查在接触镜的科学验配中尤为重要,裂隙灯显微镜检查贯穿于接触镜的验配和随访中。通过这一章节的学习,能熟练规范使用裂隙灯对顾客进行眼前段检查。

三、知识准备

(一) 裂隙灯显微镜检查的内容

1. 外眼和眼前节健康检查。
2. 泪膜检查。
3. 接触镜配适评估。
4. 鉴别与接触镜相关的问题。
5. 检查角膜的完整性。
6. 检测接触镜镜片的质量。

(二) 裂隙灯的主要构造

裂隙灯的主要构造包括裂隙灯照明系统和双目显微镜观察系统(图2-1-1)。

裂隙灯照明系统有较强的电光源,光路中有各种光阑及无赤、钴蓝等滤光片。双目显微镜由成组的目镜和物镜构成,可以变换不同的倍率。常用的放大倍率为6~25倍,裂隙灯显微镜还常附有前房角镜、间接前置镜、三面镜等附件。

熟练地应用各种照明方法,结合不同的放大率,可以观察眼睛不同的结构和病变特征。裂隙灯的照明光源采用裂隙光源,可调整宽度、长度、亮度和轴向。

(三) 裂隙灯基本检查方法

1. 弥散光照明法 弥散光照明法采用宽光带,在光带前可以加一漫反射滤片,低或中倍率的放大镜来对眼睑、结膜、角膜、虹膜、晶状体等做全面观察(图 2-1-2)。采用钴蓝光弥散投照被测眼,物镜附加黄色滤光镜,可观察被测眼接触镜镜片静态配适,记录中心定位和移动度。

2. 角膜缘分光照明法 利用角膜的透明性能,光线可以在角膜组织内形成全反射,将裂隙灯和显微镜成 45° 角投射到角膜缘上,检查者用低倍目镜观察。这时,在角膜的其他部位出现明亮的光晕,将显微镜的焦点聚焦在角膜上,可以清晰地显示角膜组织的透明度情况,如观察角膜中央水肿、浸润等(图 2-1-3)。

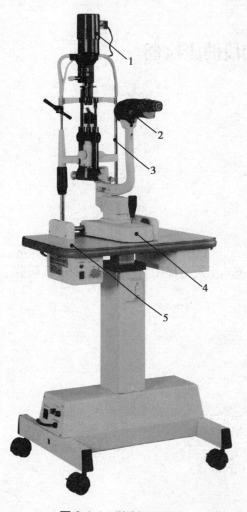

图 2-1-1 裂隙灯显微镜
1. 裂隙灯 2. 显微镜 3. 头靠 4. 滑台
5. 工作台

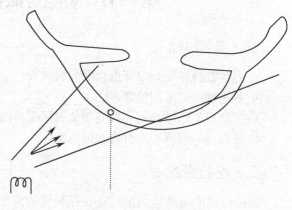

图 2-1-2 弥散光照明法

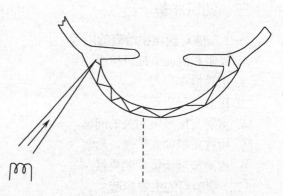

图 2-1-3 角膜缘分光照明法

3. 直接焦点照明法　直接焦点照明法是最基本、最广泛使用的照明方法,主要分为宽光带、窄光带、圆锥光照明法。此法的要点是:裂隙灯的焦点与显微镜的焦点一致(图2-1-4)。裂隙光束经过角膜、晶状体时,角膜、晶状体被切成一光学六面体,加大裂隙灯与显微镜夹角时,六面体层次更为清晰。检查时,通常先选用宽光带然后再选用窄光带,特殊圆锥光用来检查房水。

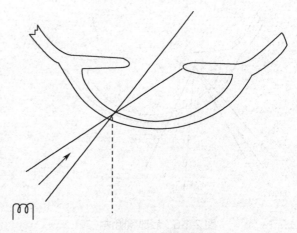

图2-1-4　直接焦点照明法

(1) 宽光带照明法:裂隙放宽至2mm左右,显微镜与裂隙灯之间的角度约成45°角,使照明组织呈现一光亮而完整的照射区,宽光带照明法主要应用于检查角膜上皮、角膜内皮、泪膜及隐形眼镜的配适,还可以检查角膜混浊部位、角膜瘢痕、角膜营养不良及角膜新生血管。

(2) 窄光带照明法:将裂隙缩小至尽可能窄,即可造成光学切面,显微镜与裂隙灯之间的角度约成45°,窄光带照明法在角膜和晶状体疾病的定位诊断上尤为重要。

(3) 圆锥光照明法:将光带的宽度和长度尽可能的变窄,通常用极小直径的圆孔代替裂隙来投射圆锥光,该方法主要用于检查前房是否混浊。检查时要求在暗的环境下进行,观察时,投射系统与观察系统的夹角约45°,光线要聚焦于晶状体前表面角膜内皮面之间的前房中央。

4. 镜面反射照明法　用中度的宽光带。检查时,顾客注视正前方,将裂隙灯光源从颞侧照到顾客的眼睛上,裂隙灯的焦点调到要观察的目标上,利用光带照射在角膜或晶状体表面所形成的反光区来观察该处组织。如将放大倍数调整至40倍,采用该法可以观察角膜内皮细胞的镶嵌形态。镜面反射照明法主要用来检查泪膜、角膜上皮、角膜内皮的形态,还可以用来检查晶状体的前后表面(图2-1-5)。

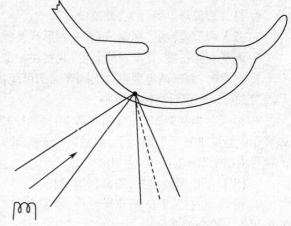

图2-1-5　镜面反射照明法

5. 后部照明法　后部照明法采用宽光带。检查时,将显微镜的焦点对准被检查的组织,将光线的焦点投射在其后部的组织上(如虹膜、晶状体、视网膜),利用反射光来观察。如观察角膜,要将光线照射在虹膜或有混浊的晶状体上,如观察晶状体前部,要将光线照射在晶状体后囊或眼底。后部照明法主要用来检查角膜新生血管、角膜后沉着物、角膜深层异物、角膜上皮微囊等(图2-1-6)。

6. 间接照明法　间接照明法采用宽光带。显微镜的焦点和照射光的焦点不一致,将照射光投射在被观察的组织旁,再用显微镜观察目标,可以用来检查角膜缘血管、角膜微囊等(图2-1-7)。

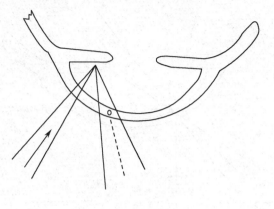

图 2-1-6 后部照明法

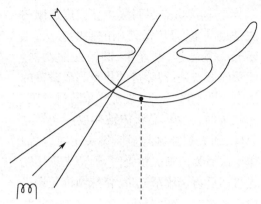

图 2-1-7 间接照明法

（四）眼前段裂隙灯检查的基本流程

眼睑—结膜（球结膜、睑结膜）—角巩膜缘—角膜—泪膜—前房—晶状体

考点

裂隙灯显微镜检查的基本流程。

四、实施步骤

1. 向顾客简要介绍裂隙灯检查的目的。

2. 确认暗室或半暗室环境。

3. 检查者根据自己的屈光度调节目镜,并调节目镜间距。

考点

裂隙灯显微镜检查的操作方法。

4. 打开裂隙灯电源开关,调整设备。

5. 开大裂隙,转动光栅盘,观看光圈形状及滤色片是否良好,光栅转动是否灵活。

6. 调整裂隙长度、宽度及倾斜度,观察裂隙像开合是否均匀、两边是否平行。

7. 消毒时,酒精消毒裂隙灯上顾客面部可能接触的部位。常用语句如下:

"您好,请问您对酒精过敏吗?"

8. 请顾客坐在裂隙灯前,调整高度,调整座椅、检查台、颌架及裂隙灯显微镜的高度,使顾客下颌舒适地置于下颌托上,前额紧贴于头架的额带横档上(图 2-1-8)。常用语句如下:

"请坐! 下巴请放颌托,前额顶紧额托。"

9. 前后、左右及上下调节操纵杆,使裂隙灯光线聚焦于检查的部位。

10. 先用低倍镜进行检查。若需要观察某一部位的细微改变时,可换用高倍镜。并根据需要,调节裂隙灯与显微镜之间的夹角、光线强弱和裂隙光的宽窄。

11. 光源从受检眼的颞侧射入,然后从颞侧到鼻侧逐一做光学切面,按照从前到后的

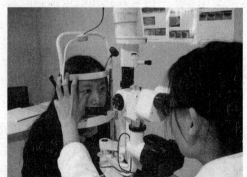

图 2-1-8 裂隙灯显微镜检查

顺序进行检查,依次观察眼睑、结膜(球结膜、睑结膜)、角巩膜缘、角膜、泪膜、前房、晶状体。

12. 根据检查部位和病变情况,选择适当的检查方法。

13. 根据直接焦点照明法、间接照明法、后部照明法、弥散照明法、镜面反光照明法、角膜缘分光照明法的不同要求调整光栅、调整裂隙宽度、长度及倾斜度、调整照明系统与观察系统间的夹角、调整放大倍率、调整照明亮度等。

14. 右手调整仪器,左手撑、翻开被检眼的眼睑。

15. 与顾客沟通。

"不要紧张,睁开眼睛,有点晃眼,请您坚持一下,尽量不要眨眼。"

16. 正确记录检查结果。

"检查结束,请您休息一下。"

17. 整理及清洁用物,及时关闭电源,物归原处。

五、练习及评价

(一) 练习

熟练使用裂隙灯为同学检查眼前段,并正确记录。指导老师核对检查结果。

裂隙灯检查记录表

姓名:　　　　性别:　　　　年龄:　　　　职业:

右眼	左眼
眼睑 / 睫毛	
睑板异常	
球结膜充血	
乳头增生	
滤泡形成	
角膜缘充血	
角膜水肿	
角膜点染	
角膜新生血管	
泪膜	
虹膜	
瞳孔	
前房 / 前房角	
晶状体	
玻璃体	

(二) 评价

参照测评表进行自评、互评、组长评价和教师评价(操作时间:10 分钟)。

序号	测评内容	评价要点	配分	评分标准	扣分	得分
1	检查前准备	1. 检查者着装整洁。 2. 调低室内光线。 3. 调整设备。 4. 根据自己的屈光度调节目镜及目镜间距。 5. 开大裂隙,转动光栅盘,观看光圈形状及滤色片是否良好,光栅转动是否灵活。 6. 调整裂隙长度、宽度及倾斜度,观察裂隙像开合是否均匀、两边是否平行。 7. 消毒。	30	缺一项扣5分		
2	检查	1. 调节倍率。 2. 选择滤光方式。 3. 选择裂隙宽窄、照射角度和投照亮度。 4. 右手调整仪器,左手撑翻开被检眼的眼睑。 5. 与被测者有效沟通。	40	缺一项扣8分		
3	检查结果	正确记录检查结果	30	检查结果记录错误一项扣3分		
4	合计		100			

否定项(本项目不得分):　　　　　　　加分项:
1. 超时　　　　　　　　　　　　　　　1. 动作娴熟、表情自然、仪态大方:+2分
　　　　　　　　　　　　　　　　　　　2. 使用普通话,语言准确、精练、生动:+2分

自我评价:＿＿＿＿＿＿＿　同学互评:＿＿＿＿＿＿＿
组长评价:＿＿＿＿＿＿＿　教师评价:＿＿＿＿＿＿＿

六、常见问题

1. 被检者不睁眼。

解决方法:与被检者沟通,请被检者放松,睁开眼睛。

2. 被检者坐姿不舒适,高度不合适。

解决方法:调整座椅、检查台、颌架及裂隙灯显微镜的高度,下颌轻放颌托,前额紧贴于头架的额带横档上。使顾客舒适。

3. 无法撑翻开被检眼。

解决方法:检查者手太湿或被检者眼睑油腻,用纸巾轻轻擦拭。

七、注意事项

1. 检查结膜、角膜、巩膜时,光源与显微镜的夹角一般为40°;检查前房、晶状体和前部玻璃体时,夹角<30°;检查后部玻璃体和眼底时,除需加用前置镜或三面镜等辅助设备外,夹角应调为10°或更小。

2. 实际检查时,应综合使用裂隙灯显微镜的 6 种不同检查方法,以免遗漏细微的病变。

3. 裂隙光亮度适中,以病变显示清晰为宜,避免光线过强使瞳孔缩小。

4. 如被检者眼部刺激症状明显,可滴少量眼部表面麻醉药。

5. 向被检者详细解释检查目的和方法,以取得被检者的高度配合。

6. 注意裂隙灯显微镜的维护和保养,如检查仪器发现有问题,应及时调整维修,以确保裂隙灯显微镜检查结果的准确性。

八、知识拓展

(一) 裂隙灯的维护与保养

1. 裂隙灯显微镜是一种精密仪器,应放在通风良好、环境干燥、相对湿度不超过 50% 的室内,否则对仪器的金属零件镀层和光学零件表面都有不良影响。

2. 裂隙灯显微镜的光学镜片是保证仪器正常使用的关键,务必经常保持清洁。当镜片沾染灰尘时,可用拂尘笔将灰尘轻轻拂去;如果镜片有油污时,可用脱脂棉花蘸 60% 酒精和 40% 乙醚的混合液轻轻擦拭,除去油污。

3. 光学镜片表面应尽量避免与手和人体其他部位接触,人体上的汗液和油脂会直接影响光学零件表面的质量;如果因操作不慎接触后,应及时擦拭干净,以保证镜片能长期使用。

4. 仪器的聚光镜上面容易积灰尘,可取下灯盖和灯座,用拂尘笔将灰尘轻轻拂去以保证仪器在正常工作时的光源质量。

5. 在搬动时,应将运动底座、裂隙灯臂和显微镜臂上的紧固螺栓拧紧,以防止仪器在搬运时滑出导轨或失去重心摔坏仪器。仪器在正常使用时应将这 3 个螺栓松开。

6. 仪器使用完毕后,应及时套上防尘罩。

(二) 裂隙灯显微镜的原理

裂隙灯显微镜的原理即是集中光线的充分利用。光线由强而集中的光源发出后,通过成组的集光镜投射,在焦点处光线高度集中。当此集中的光线经过眼的结构时,仅光线通过处的组织被照亮,其被照亮的部位与光线断面的大小和形状恰相符合,而被照处与其周围黑暗处有明显的对比,这种现象与下列现象相似,如阳光经过小隙射入暗室,在光线通过处的浮尘因被照射而见其悬浮于空气之中,此种现象称为丁达尔现象。

角膜、晶状体、玻璃体等透明组织实际上是胶质,因此可以表现不同程度的丁达尔现象。由于光线的折射现象及光学方法增大物像,则可利用较低倍的显微镜而查见精细的结构。用裂隙灯显微镜仅放大 22 倍即可见到房水内的游走细胞。

眼部屈光间质具有特殊的光学性质,除了应用集中焦点光线以外,还可利用分散光线、后方反射光线、镜面反射光线或各种光线综合应用以进行检查。

(三) 回答被检者的咨询

这是什么设备? 是做什么检查的?

答:这就是眼科医师常说的裂隙灯显微镜,可以很清楚地观察眼球各个组织的横切面,可以看到角膜、虹膜、晶状体、玻璃体前部等。可以检查您眼部的健康状况,判断您是否适合配戴接触镜。

第二节 角膜曲率检测

一、学习目标

1. 熟练规范使用角膜曲率计测定角膜前表面的曲率半径及表面屈光力。
2. 熟悉角膜曲率计的基本使用方法。
3. 正确记录被检者的检查结果。
4. 能向顾客解释测量角膜曲率的意义。

二、任务描述

角膜曲率检查结果是选择合适接触镜的重要参数。能够熟练使用角膜曲率计测定角膜前表面的曲率半径及表面屈光力,对科学合理的验配接触镜至关重要。

三、知识准备

(一) 角膜曲率检查的意义

角膜曲率计可以测量角膜中央 3~4mm 直径范围的曲率,测量的准确性取决于仪器校准、准确的目镜调整和调焦。通过对三次测量结果进行平均取值,精确度可以达到 0.02mm。对周边部位的角膜曲率,则需用角膜地形图仪进行测量。

通过角膜曲率计的测量,可以:

1. 作为镜片基弧选择的参考。
2. 估算配戴者角膜散光度数。
3. 发现和检查角膜的形态,如角膜不规则散光、角膜瘢痕等。

(二) 角膜曲率测量常用仪器

目前最常用的测量仪器其测量原理有两种:Bausch-Lomb 型双像系统——可变的一位角膜曲率计(可变双像法)(图 2-2-1)和 Javal-Schiotz 型双像系统—固定而改变光标大小的二位角膜曲率计(固定双像法)(图 2-2-2)。

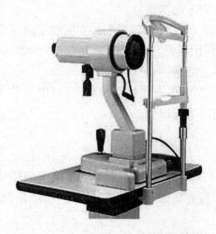

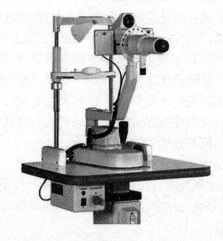

图 2-2-1 Bausch-Lomb 型双像系统　　　图 2-2-2 Javal-Schiotz 型双像系统

四、实施步骤

(一) 项目

1. Bausch-Lomb 型角膜曲率计检查
2. Javal-Schiotz 型角膜曲率计检查

(二) 操作前准备

(1) 环境准备:自然光线或暗室。

(2) 用物准备:Bausch-Lomb 型角膜曲率计或 Javal-Schiotz 型角膜曲率计。

(3) 检查者准备:穿白大衣或工作服、戴好口罩及帽子、清洗双手。

(4) 被检者准备:摘掉眼镜或接触镜。

(三) 操作步骤

1. Bausch-Lomb 型角膜曲率计检查

(1) 消毒颌托和头靠。

(2) 嘱被检者摘掉眼镜或接触镜。

(3) 目镜聚焦。

(4) 打开电源开关。

(5) 逆时针旋转调整目镜到最大限度。

(6) 将一张白纸放在角膜曲率计的前面,反射照明目镜内的十字线。

(7) 顺时针缓慢转动目镜,直到十字线首次清晰出现为止。

(8) 请被检者入座,调整被检者和检查者的椅子高低及仪器高低,位置舒适即可。

"您好,我现在给您做下检查。"、"请坐。"

(9) 松开锁定钮。

(10) 指导被检者下颌放入颌托,额头靠入头靠。

(11) 升降颌托,直至被检者的外眦角与支撑架上高度标志在同一水平线上。

(12) 请被检者双眼充分开启,始终注视光标。

"您好,请注视里面的光标,双眼睁开不要动。"

(13) 用遮眼板遮盖左眼,令被检查者右眼注视角膜曲率计前方的圆孔。

(14) 对准焦点,将十字游标调整到检查者的视野中心,轻微地上下左右移动,寻找三个环。

(15) 若出现第四个环,说明焦点未调整好,继续调整焦点,使中央圆形游标重合。

(16) 调整手柄使三个环保持清晰,并使黑十字正好落在右下环当中。

(17) 底部的左右环应在同一水平线上,若不在同一水平线上,应旋转仪器,直到它们在同一水平线或在一条子午线上,此时三个圆环映像互相接近,至"+"和"+","−"和"−"相互重合,即得水平或垂直径项上的曲率半径数值。

(18) 若检查者看到的图像有倾斜,并且十字线不能衔接,说明轴位不在水平或垂直位置,此时我们则要转动手柄,使十字相衔接,然后分别调整水平和垂直旋转手轮,使图像相切,并记录此时的轴位和角膜曲率或角膜曲率半径。

(19) 若旋转镜筒一周,图像的位置忽远忽近,说明此角膜上有不规则散光。

(20) 重复上述步骤,检查左眼(图 2-2-3)。

(21) 初步分析检查结果:参照 Javal-Schiotz 型角膜曲率计检查。

31

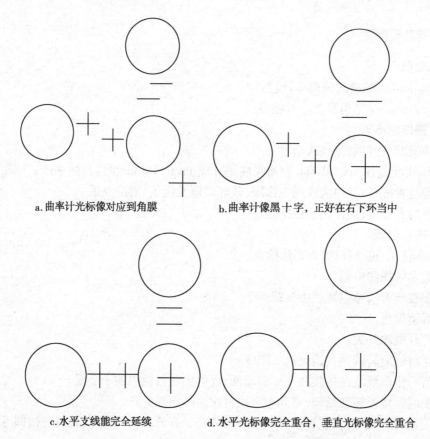

a.曲率计光标像对应到角膜　　　　　b.曲率计像黑十字,正好在右下环当中

c.水平支线能完全延续　　　　　d.水平光标像完全重合,垂直光标像完全重合

图 2-2-3　Baush-Lomb 角膜曲率计十字线

2. Javal-Schiotz 型角膜曲率计检查

(1) 初始检查步骤参照 Bausch-Lomb 型角膜曲率计检查步骤(1)~(13)。

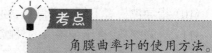
考点
角膜曲率计的使用方法。

(2) 检查者从目镜中可观察到被检查者的角膜上的两个梯形和两个长方形影像,并注意影像的相对位置,调整焦距,使影像清晰。

(3) 首先确定水平主子午线,根据中间的梯形和长方形的位置,调节手柄,使中间的梯形和长方形相切,从读窗中读出并记录此时的角膜曲率或曲率半径。

(4) 再确定垂直主子午线,将角膜曲率计的镜筒旋转 90°,与水平主子午线垂直,再根据中间的梯形和长方形的位置,调节手柄,使中间的梯形和长方形相切,从读窗中读出并记录此时的角膜曲率半径或屈光力。

(5) 若水平和垂直两个主子午线的测量结果相同,说明无角膜散光存在,如果不同,说明有角膜散光存在,两个主子午线测量结果之差就是角膜散光量。

(6) 若角膜上看到的影像是倾斜的并且中央的横线不衔接,说明此眼角膜有非水平或垂直位的散光,旋转镜筒使中央横线衔接,再根据中间的梯形和长方形的位置,调节手柄,使中间的梯形和长方形相切,从读窗中读出并记录此时的角膜曲率或曲率半径及旋转的轴向。之后再旋转镜筒与此轴向相垂直位上测量,并记录此时的角膜曲率半径值或表面屈光力值。

(7) 如果旋转镜筒角膜影像总是不能保持清晰,中间的梯形和长方形位置忽远忽近,说明存在不规则角膜散光。

(8) 重复以上步骤测量左眼(图2-2-4)。

(9) 初步分析检查结果:①检影或电脑验光有散光,而角膜曲率计检查无散光,说明该散光完全为眼内散光。②检影或电脑验光有散光,散光度数、轴位等于角膜曲率计的检查结果,说明该散光完全为角膜散光。③检影或电脑验光有散光,散光度数、轴位不等于曲率计的检查结果,说明该散光为角膜散光与眼内散光相混合而成。④检影或电脑验光无散光,而角膜曲率计检查有散光,说明角膜散光与眼内散光度数相等、符号相反、轴向相同,两者互相抵消。

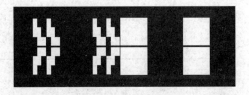

图2-2-4 Javal-Schiotz 角膜曲率计检查图像

3. 记录方法

(1) 分别记录每一眼。

(2) 首先记录水平主子午线(第一子午线)的度数和方向。

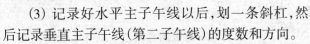

考点

角膜曲率的记录方法。

(3) 记录好水平主子午线以后,划一条斜杠,然后记录垂直主子午线(第二子午线)的度数和方向。

(4) 用屈光度大小记录角膜散光量。

(5) 记录散光的类型。

(6) 顺规(WR)垂直方向度数较大。

(7) 逆规(AR)水平方向度数较大。

(8) 斜向(OBL)主子午线在45°和135°的左右各15°。

(9) 不规则(irregular)两条主子午线的方向不相垂直。

例:角膜曲率计数为:

	D	mm	A
H	41.00	8.24	175
V	43.75	7.72	85

记录为:41.00@175/43.75@85

或 8.24@175/7.72@85

平均角膜曲率 42.37D 或 7.98mm

角膜散光:−2.75DC×175,WR

五、练习及评价

1. 练习 熟练使用角膜曲率计为同学检查角膜曲率,并正确记录检查结果。指导老师核对检查结果。

角膜曲率检查结果记录表

姓名: 性别: 年龄: 职业:

	右眼	左眼
角膜曲率		

2. 评价 参照测评表进行自评、互评、组长评价和教师评价(操作时间 10 分钟)。

(1) Bausch-Lomb 型角膜曲率计检查测评表

序号	测评内容	评价要点	配分	评分标准	扣分	得分
1	测量前准备	1. 着装整洁。 2. 环境准备:自然光线或暗室。 3. 用物准备:Bausch-Lomb 型角膜曲率计(可变双像法)。 4. 被检者准备:戴框架眼镜或接触镜者先摘镜。 5. 消毒。 6. 调整坐高、头部位置,调整水平、瞳距和顶点距。	20	缺一项扣 3 分		
2	操作步骤	1. 与被测者沟通。 2. 遮盖左眼令被检查者右眼注视角膜曲率计前方圆孔,并从中找到自己角膜的反射像。 3. 调整目镜。 4. 观察三环图像有无倾斜。 5. 图像倾斜,转动轴位和手柄,使十字相衔接,并在同一垂直平面上。 6. 分别调节水平和垂直旋转手轮,使水平和垂直光标图像完全重合。 7. 同样方法侧量左眼。	55	1. 与被测者沟通不到位扣 3 分。 2. 熟练度欠佳扣 5 分。 3. 缺一项扣 8 分。		
3	操作后	1. 正确记录测量结果。 2. 初步分析检查结果。 3. 整理及清洁用物。	15	1. 测量结果错误扣 15 分; 2. 检查结果分析错误扣 10 分。 3. 用物整理及清洁不到位扣 5 分。		
4	熟练程度	顺序准确,操作规范,动作熟练。	10	视操作情况酌情扣分。		
5	合计		100			

否定项(本项目不得分):　　　　　　加分项:
1. 超时　　　　　　　　　　　　　　1. 动作娴熟、表情自然、仪态大方:+2 分
　　　　　　　　　　　　　　　　　　2. 使用普通话,语言准确、精练、生动:+2 分

(2) Javal-Schiotz 型角膜曲率计检查测评表

序号	测评内容	评价要点	配分	评分标准	扣分	得分
1	测量前准备	1. 衣、帽着装整洁。 2. 环境准备:自然光线或暗室。 3. 用物准备:Javal-Schiotz 型角膜曲率计(固定双像法)。 4. 被检者准备:戴框架眼镜或接触镜者先摘镜。 5. 消毒。 6. 调整坐高、头部位置,调整水平、瞳距和顶点距。	20	缺一项扣 3 分		

续表

序号	测评内容	评价要点	配分	评分标准	扣分	得分
2	操作步骤	1. 与被测者沟通。 2. 遮盖左眼令被检查者右眼注视角膜曲率计前方圆孔,并从中找到自己角膜的反射像。 3. 调整目镜。 4. 观察梯形和长方形影像,调整焦距,使影像清晰。 5. 调节水平主子午线,使中间梯形和长方形相切,记录角膜曲率或曲率半径。 6. 调节垂直主子午线,与水平主子午线垂直,使中间梯形和长方形相切,记录角膜曲率或曲率半径。 7. 若影像倾斜,旋转镜筒使中央横线衔接,并调节手柄,使中间梯形和长方形相切,记录角膜曲率或曲率半径及轴向。 8. 同样方法测量左眼。	55	1. 与被测者沟通不到位扣3分。 2. 熟练度欠佳扣5分。 3. 缺一项扣7分。		
3	操作后	1. 正确记录测量结果。 2. 初步分析检查结果。 3. 整理及清洁用物。	15	1. 测量结果错误扣15分; 2. 检查结果分析错误扣10分。 3. 用物整理及清洁不到位扣5分。		
4	熟练程度	顺序准确,操作规范,动作熟练。	10	视操作情况酌情扣分。		
5	合计		100			

否定项(本项目不得分):
超时

加分项:
1. 动作娴熟、表情自然、仪态大方:+2分
2. 使用普通话,语言准确、精练、生动:+2分

自我评价:＿＿＿＿＿＿＿＿＿　　同学互评:＿＿＿＿＿＿＿＿＿
组长评价:＿＿＿＿＿＿＿＿＿　　教师评价:＿＿＿＿＿＿＿＿＿

六、常见问题

1. 被检者坐姿不舒适,高度不合适。

解决方法:重新调整座椅、检查台、颌架及角膜曲率计的高度。

2. 曲率计电源指示灯不亮。

解决方法:检查仪器所有电线是否正确牢固连接及接地良好。

3. 找不到被检者的眼睛。

解决方法:首先,使瞳孔中心与角膜曲率计中心对齐(呈一条水平线),再通过目镜寻找被检眼的角膜影像。

4. 水平和垂直标象符号的中心轴不能对齐。

解决方法:说明角膜散光的轴位不在180°或90°上,转动光标轴向,直至标象符号中心

轴重合,读出角膜散光的轴方位。

七、注意事项

1. 检查时被检者头位要正确,否则最大角膜屈光力的轴位将出现误差。

2. 检查时要注意光学轴线应该穿过被测角膜曲率中心(中央区域)。

3. 令顾客睁大双眼,充分暴露角膜。对上睑下垂或小睑裂者,要充分暴露其角膜并避免压迫角膜。

4. 配戴接触镜者应至少摘镜 2 周后再作检查。

5. 检查应在半暗室内进行。

6. 不要用手或硬物接触透镜,以免造成损伤。

7. 角膜曲率计只能测定角膜散光,而不能测定整个眼球的散光。

8. 不能确定散光是近视性的还是远视性的。

9. 仪器应定期检测及校对。

10. 定期清洁和消毒塑料零部件。

11. 当仪器不使用时应切断电源开关,并罩上防尘罩。

八、知识拓展

(一) 自动角膜曲率计

主要结构有屈光测定、角膜曲率半径测定、瞳孔距离测定等装置和自动分析、资料存储及扫描打印等计算机系统。与手动角膜曲率计相比,它读数准确且操作简单、省时,对具有正常范围屈光力(40.00~60.00D)的规则角膜,具有很高的准确性和可重复性,精确度可达±0.25D,在测量范围内一般无读数误差。角膜的屈光状态可通过显示屏上的角膜映像环反映出来。有些电脑验光仪同样具备自动测量角膜曲率的功能。

(二) 角膜地形图

角膜地形图,就是将角膜表面看作一个局部地势,采用不同的方法进行记录和分析。它的全称是计算机辅助的角膜地形分析系统,是通过计算机图像处理系统将角膜形态进行数码化分析,并将所获得的信息以不同特征的彩色图来表现,因其貌似地理学中的地形表面状态,故称为角膜地形图。

1. 角膜地形图原理 用视频摄像机接收角膜影像,并由该图像信息转化为数字信息后重建角膜表面形状,得到的角膜形状用颜色编码得到彩色图形,即角膜地形图,可以详细的了解角膜表面形态(图 2-2-5)。现代的角膜地形图仪由角膜投射系统、实时图像监测系统、计算机图像处理系统三部分构成。

2. 角膜地形图的优缺点 角膜地形图作为新出现的角膜分析系统,与以往的角膜前表面分析方法相比有着无可比拟的优点,当然也有其缺点。

(1) 优点:①测量区域大,获得的信息量大;②屈光力测量范围广;③精确度高、误差小;④易于建立数学模型;⑤受角膜病变影响小(与角膜曲率计相比);⑥结果直观;⑦一机多用。

(2) 缺点:①价格较昂贵;②对周边角膜欠敏感;③当非球性成分增加时准确性降低;④易受眼眶高度及眼球内陷程度的影响。

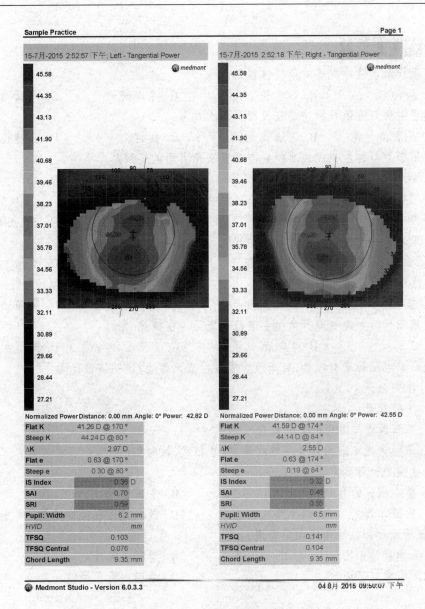

图 2-2-5　正常角膜地形图

小　结

　　接触镜验配是一个严格而科学的医疗过程,配戴前须了解配戴者的眼表组织尤其是角膜的健康状态,并对与验配有关的相应眼部参数作特殊检测。裂隙灯显微镜检查是接触镜验配中的重要部分,贯穿于接触镜的验配和随访中。角膜曲率是接触镜验配中的重要参数,可作为镜片基弧选择的参考、确定配戴者的角膜散光度数及检查角膜的形态。通过接触镜基本配前检查,可以帮助顾客科学地确定镜片类型、配戴方式和护理系统,从而可以安全健康地获得清晰、舒适、持久的矫正视力。

练习题（单选题）

1. 观察接触镜镜片配适的最佳仪器是
   A. 裂隙灯　　　　　B. 放大镜　　　　　C. 手电筒　　　　　D. 角膜曲率计

2. 使用裂隙灯弥散投照法是在投照光源上加覆
   A. 毛面滤光镜　　　B. 光面滤光镜　　　C. 棱镜　　　　　　D. 正透镜

3. 使用裂隙灯弥散投照法时投射与观察夹角可用的度数是
   A. 90°　　　　　　　B. 70°　　　　　　　C. 15°　　　　　　　D. 40°

4. 使用裂隙灯直接投照法时投射与观察夹角的度数是
   A. 90°　　　　　　　B. 10°~70°　　　　C. 30°~50°　　　　D. 20°~60°

5. 使用裂隙灯弥散投照法时放大的程度为
   A. 低　　　　　　　B. 低或中倍　　　　C. 中倍　　　　　　D. 高倍

6. 观察球结膜及泪阜一般用
   A. 直接投照法　　　B. 滤光式投照法　　C. 弥散投照法　　　D. 彻照法

7. 配戴软性接触镜者进行角膜曲率检查应至少在摘镜
   A. 2周后　　　　　　B. 4周后　　　　　　C. 1周后　　　　　　D. 3天后

8. 检影或电脑验光有散光,而角膜曲率计检查无散光,说明该散光为
   A. 眼内散光
   B. 角膜散光
   C. 角膜散光与眼内散光相混合
   D. 角膜散光与眼内散光度数相等、符号相反、轴向相同

9. 角膜曲率计可测定
   A. 整个眼球的散光　　　　　　　　　　B. 角膜散光
   C. 晶状体散光　　　　　　　　　　　　D. 散光是近视性的还是远视性的

10. 测量周边部位的角膜曲率需用
    A. 角膜地形图仪　　　　　　　　　　　B. 角膜曲率计
    C. 裂隙灯显微镜　　　　　　　　　　　D. 角膜内皮显微镜

（郭金兰）

第三章 软性接触镜的验配

接触镜验配有一套严格科学的验配流程,力求配戴者配戴接触镜后达到满意的视觉要求与舒适感,并安全健康地配戴接触镜。接触镜的验配流程按照以下步骤开展:问诊咨询—眼部常规检查—眼部特殊检查—综合判断—验光—度数换算—镜片选择—试戴—配适评估—配发与护理指导—随访。

第一节 软性接触镜的适应证与非适应证

一、学习目标

1. 能根据问诊内容开展问诊。
2. 能准确填写问诊单。
3. 能判断接触镜的适应证与非适应证。
4. 能以关怀和蔼的态度、通俗易懂的语言开展问诊。

二、任务描述

通过问诊和验配前检查,获取信息进行综合判断,识别接触镜的适应证与非适应证,选择合适的配戴者,是验配成功的关键步骤。

三、知识准备

通过问诊,了解和记录配戴者的一般情况、全身情况和眼部的基础情况,配合验配前的眼部检查,可以筛选出不适合配戴接触镜的顾客,或筛选出虽有眼病,但仍可以配戴接触镜者,对其开展指导,为配戴者选取适合的接触镜,并以正确的方法配戴。

1. 认识软性接触镜验配病历表 病历表的问诊部分可分为问卷调查式和面谈式两种。前者能较快完成,后者能详尽了解配戴者的配镜目的及对接触镜的认识观念。病历表分为一般情况、配镜目的、一般健康状况、戴镜历史等部分。

2. 配镜目的 通过对配镜目的的问诊,判断配戴者对配戴接触镜的需求度与配戴方式,预估配戴者是否能坚持配戴,是否存在间断配戴需求。

(1) 适应证

1) 屈光参差。

2) 高度屈光不正者。

3) 白内障手术后的无晶体眼。

4) 工作生活上有戴镜起到美观作用者。

（2）非适应证

1）动机不足者。

2）对接触镜护理需求认识不足者。

3）认为接触镜清晰度一定比框架眼镜好。

4）认为接触镜比框架眼镜方便。

5）认为长期使用接触镜比框架眼镜便宜。

3. 一般情况　从配戴者的年龄判断是否适合配戴接触镜,从文化程度判断配戴者的依从性,从住址和职业判断生活工作环境与卫生条件是否适合配戴接触镜,从职业判断配戴者使用接触镜的工作距离与工作方式。询问了解配戴者有无用眼特别需求。

（1）适应证

1）年龄 15~45 岁。

2）职业上需要出差或户外工作者,如运动员、司机、旅游出差者等;需要戴口罩工作产生水蒸汽致镜片模糊者,如医生、厨师等;职业形象不适合戴框架眼镜者,如演员、模特等;在职业工作上框架眼镜阻隔不方便者,如显微镜操作者等。

（2）非适应证

1）年龄太大或太小者,不足 15 岁考虑配戴者是否能自己正确操作,超过 45 岁考虑老视的影响。

考点

接触镜的个体及环境禁忌证。

2）因残疾等原因无法操作镜片者。

3）个人卫生不良、粗心、有精神症状及依从性不良者。

4）生活工作环境卫生差、烟雾灰尘严重、有酸碱及挥发性化学物质等。

4. 一般健康状况

非适应证:

1）患有急、慢性鼻窦炎。

2）患有严重糖尿病。

3）正使用免疫抑制剂、安定、阿托品类药物。

考点

接触镜的全身禁忌证。

4）患有类风湿性关节炎。

5）怀孕早期。

6）过敏体质。

7）甲状腺异常。

5. 眼部病史　接触镜直接戴在角膜上,许多的眼部疾病都是接触镜配戴的禁忌证。虽然接触镜对某些眼病也有治疗作用,但要选择适当的镜片作为治疗镜片使用。可以通过问诊结合眼部检查判断眼部情况是否适合配戴接触镜。对适合的配戴者,该部分资料数据将成为镜片选择的重要依据。在检查中注意眼睛是否敏感度过强,判断是否适合配戴。

（1）相对禁忌证

1）泪液质量不良、干眼症。

2）屈光不正度超过接触镜矫正范围。

（2）禁忌证

1）患有急、慢性泪囊炎。

2）眼睑闭合不全。

考点

接触镜的眼部禁忌证。

3）患有角膜或结膜急、慢性炎症。

4）患有急、慢性葡萄膜炎。

5）严重的晶状体及玻璃体混浊。

6）视神经及视路疾病导致矫正视力不良。

7）患有急、慢性青光眼。

8）有病毒性或细菌性角膜炎病史。

9）有角膜变性病史。

6. 戴镜历史 该部分是问诊的重要部分,若有接触镜配戴历史,原来的镜片类型、配戴方式、护理方式、曾发生的配戴问题都将对评估配戴者继续配戴接触镜及接触镜的选择产生重要作用。

四、实施步骤

按照接触镜配戴者筛选流程图开展筛选合适的接触镜配戴者(图 3-1-1)。

1. 操作前准备 准备问诊记录表,向顾客作自我介绍,阐明问诊意义。

2. 开展问诊 依次问配镜目的、一般情况、一般健康状况、眼部病史和戴镜历史,在问诊记录表上做记录。

3. 综合评价给予建议 对问诊与眼部检查的结果进行综合分析,判断是否存在接触镜配戴禁忌证,或需谨慎配戴接触镜,从而给予顾客适当的配戴接触镜建议。

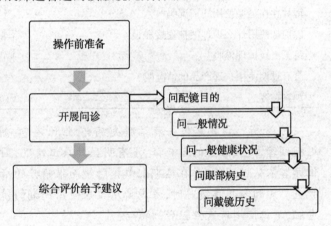

图 3-1-1 接触镜配戴者筛选流程

五、练习及评价

(一) 案例分析

案例 张 ×,男,23 岁,学生,配戴框架眼镜 8 年,从未戴过接触镜,因求职需要、形象需要,到门店要求验配接触镜,请问您将如何接待他并判断他是否适合配戴接触镜?

1. 问诊 参照问诊提示表(表 3-1-1)开展问诊。

表 3-1-1 问诊提示表

询问	顾客回答
请填写您的基本情况	张 ×,男,23 岁,学生,住学校。
希望配接触镜的原因是?	近视度数较高,形象需要。
原来的框架眼镜度数?	右眼 –5.00D,左眼 –7.00D。
平时对用眼有特别要求吗?	使用电脑较多,一天 10 个小时左右。
您打算每天都戴接触镜吗?大概多少个小时?	每天戴,12 个小时左右。
您平时身体健康状况如何?	良好。

续表

询问	顾客回答
您最近眼睛有没感觉不舒服?	1 个月前曾有急性结膜炎,用药后痊愈。
眼睛有受过伤或做过手术吗?	没有。
家里人有青光眼或其他眼病吗?	母亲有高度近视。
您原来有戴过接触镜吗?	1 年前戴过。
原来戴的时候,视力怎样?	能达到 1.0。
您原来戴接触镜有没有不舒服?	配戴 1 年后,眼睛痒,停戴了。
您原来戴的是软镜吗?	是的。
还记得原来的品牌和型号吗?	年抛型的,品牌忘了。
之前您每天戴接触镜多长时间?	大概 10 个小时。
您一周有多少天配戴接触镜?	7 天。
您是否戴镜睡觉或延时配戴?	没有。
镜片存在延期使用的情况吗?	当年戴镜超过一年。
以前您使用什么护理液护理接触镜?	国产护理液。
每天更换护理液吗?	隔天更换。
会有过期使用护理产品的情况吗?	没有。
观察顾客。	注重整洁,言谈思维清晰。

2. 分析　该顾客过去有结膜炎病史,但已痊愈,对本次配戴不产生影响。顾客为高度近视顾客,是接触镜的适应证,没有明显禁忌证情况,因此总体判断该顾客适合验配接触镜。但顾客依从性一般,存在延期配戴接触镜而眼睛痒的情况,怀疑是由蛋白质沉淀物引起的结膜炎。为顾客推荐镜片时,考虑使用较短使用周期的镜片。顾客每天配戴时间较长,长期对电脑,考虑使用透氧性较好,稍厚镜片。

(二) 练习

结合案例,为同学开展接触镜验配前问诊,并参照接触镜验配前基本检查的结果,综合评估分析是否适合配戴接触镜(表 3-1-2)。

1. 问诊

表 3-1-2　问诊记录表

询问	顾客回答
请填写您的基本情况	
希望配接触镜的原因是?	
知道原来的度数吗?	
平时对用眼有特别要求吗?	
您打算每天都戴接触镜吗? 大概多少个小时?	
您平时身体健康状况如何?	
您最近眼睛有没感觉不舒服?	
什么时候呢?	
眼睛有受过伤或做过手术吗?	

续表

询问	顾客回答
家里人有青光眼或其他眼病吗？	
您原来有戴过接触镜吗？	
原来戴的时候视力怎样？	
您原来戴接触镜有没有不舒服？	
您原来戴的是软镜吗？	
还记得原来的品牌和型号吗？	
之前您戴接触镜每天的时间？	
您一周有多少天配戴接触镜？	
您是否戴镜睡觉或延时配戴？	
镜片存在延期使用的情况吗？	
以前您使用什么护理液护理接触镜？	
每天更换护理液吗？	
会有过期使用护理产品的情况吗？	
观察顾客。	

2. 结合眼部检查结果，综合分析。

3. 评价 参照测评表进行自评、互评、组长评价和教师评价（操作时间：15分钟）。

序号	测评内容	评价要点	配分	评分标准	扣分	得分
1	问诊介绍及自我介绍	检查者衣着整洁	2	没穿白大褂或校服扣2分		
		有向被检者介绍自己	3	没介绍扣3分		
		把问诊目的表达明确	6	没介绍扣6分，表达不准确酌情扣分		
2	配镜目的	问诊过程	5	漏项酌情扣分		
		结果记录	3	记漏或记错酌情扣分		
		适应证非适应证分析判断	7	判断错误扣7分		
3	一般情况	问诊过程	5	漏项酌情扣分		
		结果记录	3	记漏或记错酌情扣分		
		适应证非适应证分析判断	7	判断错误扣7分		
4	一般健康状况	问诊过程	5	漏项酌情扣分		
		结果记录	3	记漏或记错酌情扣分		
		适应证非适应证分析判断	7	判断错误扣7分		
5	眼部病史	问诊过程	5	漏项酌情扣分		
		结果记录	3	记漏或记错酌情扣分		
		适应证非适应证分析判断	7	判断错误扣7分		
6	戴镜历史	问诊过程	7	漏项酌情扣分		
		结果记录	6	记漏或记错酌情扣分		
		适应证非适应证分析判断	10	判断错误扣10分		

续表

序号	测评内容	评价要点	配分	评分标准	扣分	得分
7	综合素质	语言表达流畅通顺	3	语言表达生硬不完整酌情扣分		
		注重对配戴者及时准确的引导	3	没及时引导酌情扣分		
	合计		100			

否定项(本项目不得分)：　　　　　　　　　　加分项：
超时　　　　　　　　　　　　　　　　　　　1. 问诊娴熟、表情自然、仪态大方:+2 分
　　　　　　　　　　　　　　　　　　　　　2. 使用普通话,语言准确、精练、生动:+2 分

自我评价:_____　　同学互评:_____
组长评价:_____　　教师评价:_____

六、常见问题

1. 对配镜目的判断不准确。

2. 问诊记录不准确。

按照模板病历内容及问诊用语提示练习问诊。经过对接触镜验配流程、护理、复查、并发症及沉淀物等章节的深入学习,熟悉问诊的内容及意义。

七、注意事项

1. 在开展软性接触镜的验配过程中,注意与配戴者交流的有效性。

2. 使用开放性问题进行问诊,注意提问的系统性和目的性。对配戴者表达模糊或有疑问的内容要注意核实。注意非语言的沟通,恰当运用评价、赞扬与鼓励性语言。避免使用医学术语提问,避免使用暗示性提问。

3. 在交谈中通过观察配戴者的言行举止、衣着打扮,判断其精神状态、个人卫生习惯、依从性与敏感度。

4. 对接触镜适应证与非适应证的筛选过程中,除了需要专业的知识技能,也需要验光师的细心和耐心,客观冷静的思考,以及丰富的验配经验,避免对禁忌证筛查的遗漏。

5. 在整个验配流程中要贯穿着对配戴者是否适合配戴接触镜或需要更换接触镜的评估。

八、知识拓展

1. 糖尿病为什么不适合配戴接触镜?

当糖尿病患者血糖控制不良,空腹血糖超过 7.0mmol/L 时,组织末梢含糖量增高,利于细菌繁殖,可增加配戴接触镜期间角膜被感染的几率。另外,血糖水平高时,晶状体渗透压改变使其密度和折射率发生变化,最终可使晶状体屈光力增加和矫正视力不稳定。

2. 怀孕为什么不适合配戴接触镜?

在怀孕期间,孕妇的内分泌系统发生改变,导致角膜发生轻微水肿,存在屈光状态不稳定的情况,且角膜的敏感度下降,如配戴接触镜,产生角膜水肿与角膜损伤的风险增大,因此不适合配戴接触镜。在产后 6~8 周恢复正常。

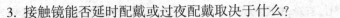

3. 接触镜能否延时配戴或过夜配戴取决于什么？

接触镜能否延时配戴或过夜配戴取决于镜片的透氧性。一般的软性接触镜的透氧性与镜片的含水量成正比，与镜片的厚度成反比。尽管如此，镜片的高含水量或厚度薄仍不足以提供足够高的透氧性，以支持配戴者延时配戴或过夜配戴接触镜。但近年来随着硅水凝胶高透氧材料在软性接触镜中的应用，使用这些含有硅水凝胶高 DK 值的软性接触镜延时配戴或偶尔戴镜过夜也未尝不可。

第二节　软性接触镜的选择

一、学习目标

1. 掌握球性软性接触镜矫正散光的原则并进行判断。
2. 能进行软性接触镜的等效球镜换算。
3. 能进行顶点光度换算。
4. 能根据检查结果综合分析，选择合适的球性软性接触镜。

二、任务描述

结合对问诊及眼部检查结果的综合分析，能够对软性接触镜进行选择。

三、知识准备

1. 根据度数判断能否用球性软性接触镜进行矫正

矫正散光的指征：球面软性接触镜可以矫正一定程度的角膜散光，但这并非散光被真正矫正，而是顾客耐受了散光。当球面屈光不正度越高，配戴者可耐受散光的程度就越高。另外，顾客可耐受散光的程度与配戴者需要矫正的散光绝对值、散光与总屈光不正量之间的相对值以及配戴者对矫正视力的需求都有关系。

软性球面接触镜的光学质量优于所有的环曲面软镜，对于可选择球面软镜，又可选择环曲面软镜的顾客应优先选择球面软镜。以下是软性球面接触镜矫正散光的一般指征：

1) 若散光≤0.75D，要求满足球镜度∶柱镜度≥3∶1，软性球面接触镜的视觉矫正质量较好，但 –0.50D 顺规散光可考虑被忽略耐受。

2) 若散光≥1.00D，要求满足球镜度∶柱镜度≥4∶1，软性球面接触镜的视觉矫正质量较好。

3) 若散光 >2.00D，则谨慎使用软性球面接触镜进行视力矫正。

4) 不能使用软性球面接触镜进行矫正的散光眼，酌情考虑使用散光接触镜或硬性接触镜来进行矫正。

5) 具体情况视顾客需求而定。

案例　顾客验光结果为 –1.00DS/–0.50DC×180，请预估用软性球面接触镜矫正的效果。

分析：该顾客散光为 –0.50D，且为顺规散光，容易被耐受，可使用软性球面接触镜进行矫正。

案例　顾客验光结果为 –2.00DS/–0.75DC×180，请预估用软性球面接触镜矫正的效果。

分析：该顾客散光度 –0.75D，当球镜度为散光度 3 倍以上，散光可被耐受。但该顾客球镜度 –2.00D，达不到散光度 3 倍的要求，预估用软性球面接触镜矫正散光的效果不佳。因此在验配中要谨慎，通过试镜等手段确认矫正效果是否能被顾客接受。

案例 顾客验光结果为 –6.25DS/–1.50DC×180，请预估用软性球面接触镜矫正的效果。

分析：该顾客散光度 –1.50D，当球镜度为散光度 4 倍以上，散光可被耐受。该顾客球镜度 –6.25D，超过散光度 4 倍以上，预估用软性球面接触镜矫正散光效果尚可。

2. 对散光度数进行等效球镜换算　当符合以上矫正散光原则情况下，运用最小弥散圈原理，验光处方的球镜度数加柱镜一半度数，该度数称为等效球镜度数，计算公式如下：

$$D=DS+1/2DC$$

公式中 D 为等效球镜，DS 为验光处方的球镜度数，DC 为验光处方的柱镜度数。

例：–2.00DS/–0.50DC×180，等效球镜 D=–2.00+1/2（–0.50）=–2.25D。

　　–5.50DS/–1.00DC×180，等效球镜 D=–5.50+1/2（–1.00）=–6.00D。

3. 进行顶点屈光度换算　框架眼镜与接触镜后顶点，至眼主点的距离不同，导致其有效光度发生改变。因此在配戴眼屈光不正度不变的前提下，远视眼配戴接触镜的屈光度，要比配戴框架眼镜的大；近视眼配戴接触镜的屈光度，要比配戴框架眼镜的小。其度数的确定需要进行顶点光度换算。

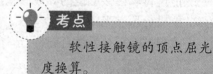
考点
　　软性接触镜的顶点屈光度换算。

（1）公式法：采用公式对等效球镜度数进行顶点光度换算，对小数尾数进行取舍（详见第一章第三节）。

（2）表格法：查阅后顶点屈光度换算表（顶点距离默认为 12mm）进行顶点光度换算，对小数尾数进行取舍。

（3）经验法：是最常用的顶点光度换算方法，根据对顶点光度换算结果的归纳，制成了便于记忆的经验法换算表（表 3-2-1）。

表 3-2-1　经验法顶点光度换算表

验光度数（D）	换算差值（D）	验光度数（D）	换算差值（D）
<4.00	0	9.25~10.00	±1.00
4.00~5.00	±0.25	10.25~11.00	±1.25
5.25~7.00	±0.50	11.25~12.00	±1.50
7.25~9.00	±0.75	12.25~13.00	±1.75

注：近视接触镜度减换算差值，远视接触镜度加换算差值。

案例 验光处方为 –5.50DS/–1.00DC×180，等效球镜度数为 –6.00D，按照经验法查阅表格，需要进行 0.50D 的换算，由于是近视，用等效球镜度数减换算差值，结果为：–6.00D–（–0.50D）=–5.50D。

4. 选择合适参数的镜片　在接触镜的包装盒上，通常会标识有镜片的配戴周期、含水量、直径、基弧、中心厚度、镜片材质等参数。作为验配人员，读懂参数，明晰各参数对配戴效果的影响，根据配戴者的具体情况选择合适参数的镜片，都是接触镜验配人员的必修技能。

（1）选择镜片含水量：镜片材料中含有水分的重量与镜片总重量的比值称为含水量。软性接触镜的低含水量为 30%~50%,中含水量 51%~60%,高含水量 >61%(美国食品和药品管理局将其分为低含水量 <50% 和高含水量 >50%)。高含水量镜片较柔软,配戴后异物感小;但抗沉淀差,易附着沉淀物;强度较差不耐用,易破损;在配戴过程中,干燥感逐渐明显;镜片移动度较小,与角膜附着过紧。低含水量镜片沉淀物较少,较耐用,镜片移动度适度,但舒适度较差。水凝胶材料制造的软性接触镜,透氧性受含水量影响,含水量较高镜片,透氧性也较高。

(2)选择镜片厚度:中心厚度通常是指软性接触镜的几何中心厚度的计量参数,单位为mm。越厚的镜片,越容易操作,耐用性越好,移动度较大,泪液更换较好,有利于角膜散光的矫正。越薄的镜片则恰恰相反。同等材料制作的镜片相比较,中心厚度与透氧性呈反比,厚度越厚,透氧性越差。

(3)选择镜片基弧:基弧特指镜片的内曲面光学区弧,基弧半径值越大,镜片越平,配戴后较松,移动度较大;基弧半径值越小,镜片越弯,配戴后较紧,移动度较小。在实际应用时,镜片基弧应比角膜曲率略大 10%,以利于镜片下的代谢产物和泪液排出。镜片基弧的选择可根据角膜曲率值作如下计算:

$$BC=1/2(HB+VB)\times 1.1$$

式中 BC 为镜片基弧,HB 为角膜水平曲率,VB 为角膜垂直曲率,$1/2(HB+VB)$ 为平均曲率。根据算出来的结果可选择相近的镜片基弧。

案例 张先生,18 岁,学生,到店验配接触镜,角膜曲率检查结果如下:

右眼:垂直方向测量结果为 43.00/7.84@90,水平方向测量结果为 44.00/7.67@180。

请为他选取合适的接触镜基弧。

把测量的角膜曲率结果代入公式计算:

$$BC=1/2(HB+VB)\times 1.1=1/2(7.84+7.67)\times 1.1=7.755\times 1.1=8.53mm$$

最后为该配戴者应选取镜片基弧约为 8.6mm 的镜片。

(4)选择镜片直径:镜片边缘两对应点之间最大的直线距离称为直径,以 mm 为单位。镜片直径的选取是根据配戴眼角膜和睑裂的尺寸进行选择的,软性接触镜应能完全覆盖角膜,并超出角膜周边 0.5mm 以上。软性接触镜的直径过小,则不能很好地覆盖角膜,常常偏位;直径过大,则不美观。可参照角膜直径与软性接触镜直径对照表来进行选取(表 3-2-2)。

表 3-2-2 角膜直径与软性接触镜直径对照表

角膜直径(mm)	软性接触镜直径(mm)
<11.0	13.5
11.0~11.5	14.0
>11.5	14.5

(5)选择镜片的使用周期:镜片自启用至抛弃的时限称为镜片的使用周期。传统式镜片的使用时限超过 3 个月;定期更换式镜片的使用时限为 1 周至 3 个月;每次取下镜片即抛弃的是抛弃式镜片。抛弃式镜片常较薄,操作性较差,不适用于初戴者。可根据实际情况选用定期更换式镜片或传统式镜片。

(6)眼部影响:眼部的角膜形态、眼睑力和泪液特性对配戴效果都有影响。角膜的形态对配戴效果影响最大,即便按照角膜曲率计结果选用的镜片,也会因为角膜周边形态的差异化,无法获得理想配适;眼睑较紧的配戴者,瞬目时镜片移动加大;泪液不足也容易导致镜片干燥,沉淀物增多,影响矫正视力,缩短镜片使用寿命。

总之,影响配戴的最终效果,是多个参数综合作用的结果。

四、实施步骤

按照接触镜初步选择流程图开展筛选合适的接触镜(图 3-2-1)。

1. 操作前准备 准备纸笔与瞳距尺;准备对配戴者的验光结果;准备对配戴者的角膜曲率检查结果;准备几种参数不一的待选镜片,准备各镜片的参数以供选择。

2. 对验光结果进行处理 判断能否用球性软性接触镜进行矫正,对散光度数进行等效球镜换算;对等效球镜度数进行顶点光度换算。

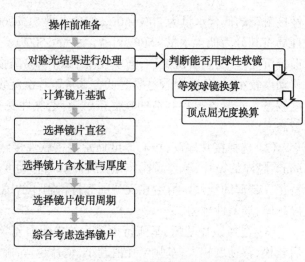

图 3-2-1 接触镜初步选择流程图

3. 计算镜片基弧 根据角膜曲率检查结果,运用公式 $BC=1/2(HB+VB)\times1.1$ 进行计算,在待选镜片中选取基弧最接近的镜片作为初选镜片。

4. 选择镜片直径 用瞳距尺测量角膜横直径,根据表 3-2-2 选取合适的镜片直径。

5. 选择镜片含水量与厚度 综合问诊与眼部检查结果,选择合适的镜片含水量与厚度,并把选择的原因与结果告知顾客。

6. 选择镜片使用周期 根据顾客对接触镜的使用需求,选择合适的镜片使用周期,并把选择的原因与结果告知顾客。

7. 综合考虑选择镜片 综合各因素考虑,选择合适的镜片并把选择的原因与结果告知顾客。

五、练习及评价

案例 李×,23 岁,女,大学生,计算机专业,前来验配接触镜。每天长时间使用电脑。从未配戴接触镜。身体健康,无眼病史。

检查:角膜直径:12mm,瞳孔:3mm/5mm

角膜曲率:右眼 44.50/7.58@180 45.50/7.41@90

　　　　　左眼 43.00/7.84@180 44.00/7.67@90

验光结果:右眼 −5.00DS/−1.00DC×180 ;左眼 −4.00DS/−1.00DC×180

裂隙灯检查:双眼均健康。

根据验配前检查、验光结果和需求,在备选的球性软性接触镜中选择合适度数、型号的镜片(表 3-2-3)。

表 3-2-3 备选镜片参数示例

商品名	配戴周期	含水量	基弧(mm)	直径(mm)	中心厚度(mm)
A	日抛	59%	8.5	14.2	0.084
B	月抛	59%	8.6	14.2	0.14
C	月抛(日夜型)	24%	8.4	13.8	0.08
D	半年	38%	8.5	14	0.08

请您参照接触镜选择记录表(右眼)进行接触镜选择(表 3-2-4)。

表 3-2-4　接触镜选择记录表

	填写球镜度	填写柱镜度	选取需参照的原则		是否满足
步骤 1	−5.00	−1.00	(　)球镜度:柱镜度 ≥ 3:1		是
			(√)球镜度:柱镜度 ≥ 4:1		
			(　)不能使用软性球面接触镜		
	判断是否能用软性球面接触镜矫正散光:			是(√)否(　)	
步骤 2	根据公式 D=DS+1/2DC 算出等效球镜:D=−5.00+1/2(−1.00)=−5.50D				
步骤 3	根据经验法,进行顶点光度换算:−5.00D				
步骤 4	角膜曲率计测量结果填写单(眼别:右眼 / 左眼)				

方向	角膜屈光力	角膜曲率	轴位
水平	44.50	7.58	180
垂直	45.50	7.41	90

根据角膜曲率计算所选接触镜基弧

BC=(H+V)/2 × 1.1

把检查结果套入公式进行计算,镜片基弧应选择(7.58+7.41)/2 × 1.1=8.24mm,选取 8.2mm。

步骤 5	角膜直径:12mm	镜片选取直径:14.5mm
步骤 6	镜片含水量选取:中度 镜片厚度选取:标准厚度	原因阐述:持续戴镜时间较长,选择稍厚镜片有助防止眼干,选择中度偏高的含水量有利于透氧
步骤 7	使用需求了解:对价格等要求不高	使用周期选择:经济许可,则可选择月抛,减少沉淀物产生

镜片综合选择结果:B

(一) 练习

根据案例分析,结合之前章节中对同学的问诊结果、验光结果和角膜曲率检查结果,为一位同学选择合适的软性接触镜。参照接触镜选择记录表(表 3-2-4),按照接触镜初步选择流程(图 3-2-1),记录接触镜选择结果(表 3-2-5),综合各因素为顾客初步选择一个适合的接触镜。

表 3-2-5　接触镜选择结果记录表

	填写球镜度	填写柱镜度	选取需参照的原则		是否满足
步骤 1			(　)球镜度:柱镜度 ≥ 3:1		
			(　)球镜度:柱镜度 ≥ 4:1		
			(　)不能使用软性球面接触镜		
	判断是否能用软性球面接触镜矫正散光:			是(　)否(　)	
步骤 2	根据公式 D=DS+1/2DC 算出等效球镜:				
步骤 3	根据经验法,进行顶点光度换算:				

续表

步骤4	角膜曲率计测量结果填写单(眼别:右眼 / 左眼)			
	方向	角膜屈光力	角膜曲率	轴位
	水平			
	垂直			
	根据角膜曲率计算所选接触镜基弧 $$BC=(H+V)/2 \times 1.1$$			
	把检查结果套入公式进行计算,镜片基弧应选择 ＿＿＿＿＿＿＿＿＿＿＿＿＿＿＿＿＿＿＿＿。			
步骤5	角膜直径:		镜片选取直径:	
步骤6	镜片含水量选取: 镜片厚度选取:		原因阐述:	
步骤7	使用需求了解:		镜片周期选择:	
镜片综合选择结果:				

(二)评价

参照测评表进行自评、互评、组长评价和教师评价(操作时间:20分钟)。

序号	测评内容	评价要点	配分	评分标准	扣分	得分
1	判断能否用球面镜	计算过程完整	5	计算选用原则错误不给分,过程不完整酌情扣分		
		判断结果准确	5	结果判断错误不给分		
2	等效球镜度换算	计算过程完整	5	计算选用公式错误不给分,过程不完整酌情扣分		
		判断结果准确	5	结果判断错误不给分		
3	顶点光度换算	判断结果准确	10	结果判断错误不给分		
4	镜片选择	选择合适的镜片	10	选择合适得分,不合适视乎学生原因分析酌情给分		
5	综合原因分析	含水量分析	5	能选择适合含水量给分,否则不给分		
		厚度分析	5	能选择适合厚度给发,否则不给分		
		基弧计算分析	20	计算选用公式错误不给分,计算过程完整得10分,结果答案正确得5分,		
		直径分析	5	能选择适合的直径给分,否则不给分		
		周期与配戴方式选择	5	选择不合适不给分		
		眼部原因分析	10	能从角膜形态、眼睑力和泪液进行分析酌情给分		
		综合分析	10	判断错误扣10分		
6	合计		100			

加分项:
1. 语言表达能力好,能把原因分析用自己语言表达:+4分
2. 使用普通话,语言准确、精练、生动:+2分

自我评价:＿＿＿＿＿＿＿＿　　同学互评:＿＿＿＿＿＿＿＿

组长评价:＿＿＿＿＿＿＿＿　　教师评价:＿＿＿＿＿＿＿＿

六、常见问题

1. 顶点屈光度换算错误。
2. 等效球镜换算错误。

在代入公式计算过程中产生的错误,常见原因为代入过程中度数没有代入负号。在教学中强调度数一定有正负号,无论什么计算都带符号运算即可避免错误。在顶点屈光度换算中,框架眼镜度数转换为接触镜度数的结果,近视度数降低,远视度数增加,以此来大致评估计算结果有否不合理的情况。

七、注意事项

1. 角膜曲率计测算的只是角膜前表面中央 3mm 的角膜曲率,而未能把角膜周边表面形态的状况纳入考虑,所计算得到的结果只能成为镜片选择的参考,要全面评估镜片的配戴效果,仍需要对镜片进行试戴评估才能定夺。

2. 镜片配戴的松紧度除受镜片直径与基弧的影响外,整个镜片的综合几何设计都会影响镜片配戴的松紧度。同一只配戴眼,配戴同样直径与基弧的两个不同品牌种类镜片,可能会产生不同松紧度的情况。随着验配经验的积累,对于不同品牌种类镜片的配戴效果将有更深的认识。

3. 经验法所查得的顶点光度换算结果,其与公式法、经验法所得的结果存在少许误差,仅供验光师参考。且该公式是设定为镜眼距离为 12mm 的结果。

八、知识拓展

根据公式所得度数,还需要对尾数进行取舍,上靠或下靠到以 0.25D 为差值的度数上。顶点光度换算表格法对顶点光度换算还可以直接采取表格法来进行查找。当采用这种方法的时候,要注意其框架眼镜镜眼距的选择。而在查找时,注意在近视情况下,接触镜度数比框架眼镜要低;在远视情况下,接触镜度数比框架眼镜要高,对度数选取进行甄别。

第三节　软性接触镜的配戴指导及护理

一、学习目标

1. 掌握镜片正反面的辨认方法、戴镜及摘镜的方法。
2. 熟悉配戴前的准备、软镜的护理及随访内容。
3. 了解软性接触镜的护理系统。

二、任务描述

接触镜直接与配戴者的角膜接触,在我国属于 III 类医疗器械。在进行问诊、眼部检查、参数测量、试戴评估、确定处方之后,验光师必须在配发镜片时有责任对其进行相关的指导。因为不规范的摘戴方法不但会损坏镜片,而且很容易损伤角膜和结膜,甚至引起严重的眼部感染。所以软性接触镜的配戴指导是首次验配及以后随访中的必要步骤。对不同的配戴者应根据其自身的情况进行指导。

三、知识准备

在进行规范验配后,为配戴者选取适合的试戴片进行试戴(详见第四节),同时可指导配戴者进行软性接触镜的摘戴及护理。

(一) 配戴前指导

1. 镜片确认 软镜通常存储在放有缓冲盐溶液的小瓶或透明塑料片盒中,独立包装。传统型镜片一般保存在玻璃瓶中,上有橡皮塞,外加金属封口,取出镜片时,先剥开金属套,打开橡皮塞即可。目前生产抛弃型和定期更换型镜片的厂家更多的是使用塑料片盒包装,每次使用时,打开锡箔盖,取出镜片即可。

使用前需先确认镜片是消毒的,外包装是完整的。包装内必须装满透明的溶液,而且在用力摇晃后溶液不混浊,如果在摇晃前后,出现异常物质,则镜片不能戴入眼内。存储镜片的小瓶在使用前应确定其密封系统是否完好,如盖子、金属盖质量、橡胶密封和瓶颈等。

从包装中取出镜片前应洗净双手并将双手自然晾干,尽可能少的使用无屑毛巾。从玻璃瓶或塑料片盒中取出镜片有以下两种方法:

(1) 倒出:倒出镜片是最方便、损伤最少的方法。先摇晃玻璃瓶,使得镜片脱离底部,快速翻转,倒入手心,缓冲盐溶液顺着指尖流出,镜片滞留在手上。

(2) 直接取出:由于抛弃型和定期更换型镜片多使用透明塑料片盒包装,在用力摇晃包装盒使镜片完全脱离包装,以防止撕开包装时损伤镜片。撕开锡纸包装盖,见镜片保存于溶液中,为方便辨认一些厂家将镜片进行了操作性染色(如浅蓝色),洗净双手后可直接用手将镜片从贮存液中取出。

有些配戴者习惯运用镊子或小棒取镜片,但由于镊子和小棒消毒困难而增加了角膜感染的风险,规范洗手可清除手上99%的细菌,因此洗净双手后进行操作是最安全的方法。

2. 辨认镜片正反面 镜片正反面辨认在配戴指导中属于重要环节,如果镜片配戴反了,会影响视力及配戴的舒适度,严重时强烈的异物感可使配戴者无法忍受。软性接触镜正反面辨认的方法有:

> **考点**
>
> 软性接触镜镜片正反面辨认。

(1) 侧面观察:将镜片凹面向上放置在手指指尖,侧面观察镜片。正面朝上时呈碗状;反面时呈盘状(图3-3-1、图3-3-2)。

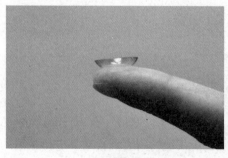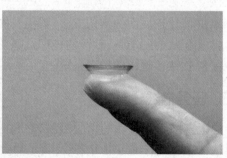

a. 正面   b. 反面

图3-3-1 镜片正反面辨认

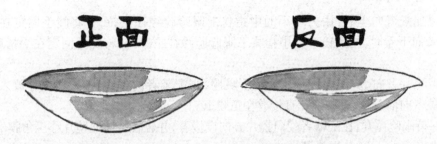

图 3-3-2　镜片正反面辨认

（2）贝壳试验：主要用于侧面观察无法确认时，用食指和拇指轻轻捏起镜片中央，或者将镜片放在手掌中凹面向上，正面朝上时镜片像贝壳样折叠，反面朝上时，则镜片边缘会分开（图 3-3-3）。

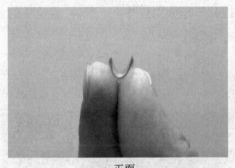
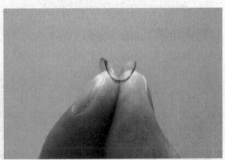

a. 正面　　　　　　　　　　　　　　　b. 反面

图 3-3-3　贝壳试验

（3）镜片标志：可以利用许多厂家镜片上的标志进行辨认正反面。

（二）配戴指导

软性接触镜配发以后，必须指导配戴者掌握接触镜的摘戴技术。因为不规范的操作不但会损坏镜片，而且容易损伤角膜和结膜，甚至引起严重的眼部感染，所以协助配戴者掌握接触镜的配戴方法是验配过程中重要的步骤。

1. 配戴前准备

（1）物品准备：每次戴镜和摘镜之前，应做好相关物品准备，如：镜片、镜盒、护理液等，其他还包括无芳香剂的肥皂、烘干机等。

（2）正确洗手：对配戴者来说，干净的手和器具很重要，戴镜前应该使用温性、无除臭剂、无护肤物质的肥皂清洗双手。洗手前检查指甲，指甲过长的应将其剪短，洗净双手，自然晾干或用无屑的毛巾、纸巾擦拭干净。

（3）检查镜片：打开包装后及摘戴前，首先确认镜片完好无缺损，将镜片放置在食指指尖，从正面及侧面进行观察，检查镜片有无破损，并辨别镜片的正反面，必要时及时更正。

2. 镜片戴入指导

（1）验光师戴镜指导

1）请配戴者固视正前方，验光师应站在配戴者一侧。

2）将镜片放置于验光师戴镜手食指指尖，指尖稍干，以免镜片黏附在手指上。

3) 请配戴者向上看,用另一手的中指将上眼睑睑缘往上拉,并将睫毛固定在手指后方,配戴者向下看时,用戴镜手的中指将下眼睑睑缘往下牵拉,将睫毛固定在手指后方(图3-3-4)。

4) 当配戴者向上看时,将镜片放入下巩膜;当配戴者向鼻侧看时,将镜片放入颞侧巩膜;让配戴者向前看时,可将镜片直接放在角膜上。

5) 保持眼睑撑开,让配戴者朝向镜片方向慢慢看,并轻转眼球使镜片移至角膜中央。

6) 先慢慢松开下睑,再松开上睑。

7) 闭上眼睛,轻轻按摩眼睑,帮助镜片更好的定位在角膜上。

8) 用同样的方法配戴另一镜片。

(2) 配戴者自行戴镜:将镜片放置于在戴镜手食指指尖,用另一手的食指或中指将上睑向上拉开,戴镜手的中指拉开下睑,眼向前方看,将镜片直接戴在角膜上。由于软性接触镜直径较大,需要充分撑开睑裂。若镜片非常湿,常会粘在手指上,不能顺利戴上,这时应注意持镜片的食指稍干,再行戴入;或用另一手食指和拇指分别拉开上下眼睑,戴镜手的食指轻轻将镜片戴在角膜上(图3-3-5)。

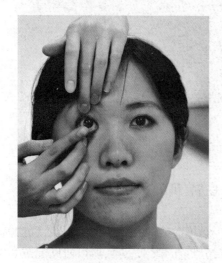

图 3-3-4　为他人戴入接触镜

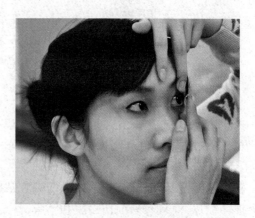

图 3-3-5　自行戴入接触镜

3. 镜片取出指导

(1) 验光师摘镜指导(图3-3-6):请配戴者向下看,用一手将配戴者的上睑拉向额部;再让配戴者向上看;用摘镜手的中指或无名指拉开下睑,用拇指和食指将镜片轻轻捏出(图3-3-6)。

(2) 配戴者自行摘镜:用一手的食指或中指向上方拉开上睑,摘镜手的中指向下拉开下睑,向前方注视,用摘镜手的拇指和食指将镜片轻轻捏出(图3-3-7)。

(三) 镜片的清洁、消毒、贮存

软性接触镜在配戴过程中始终和角膜接触,因此应保持镜片的清洁与光滑、无沉淀物和病原微生物。通常镜片上的沉淀物在配戴30分钟左右即可出现,配戴时间越长,沉淀物越多,接触镜对眼的健康就越不利。

接触镜作为Ⅲ类医疗器械,其护理程序有着严格

考点

软性接触镜的摘戴方法。

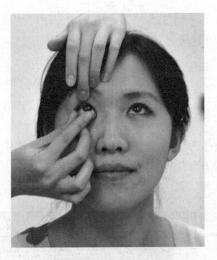

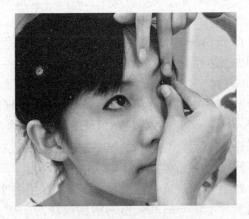

图 3-3-6 为他人取出接触镜　　　　　图 3-3-7 自行取出接触镜

的规定。接触镜护理产品种类繁多,护理过程繁简不一。因此,规范的接触镜护理程序有利于眼部健康,接触镜的护理和保养主要步骤应包括清洁、冲洗、消毒和贮存等。

1. 清洁　软性接触镜的清洁主要清除镜片上影响消毒过程的沉淀物、碎屑及病原微生物等,包括每日清洁和每周清洁。

(1) 每日清洁

1) 方法:①操作者应用不含芳香剂及润肤成分的肥皂洗净双手,注意不要让毛巾上的毛屑或纸屑留在手上,以免污染镜片;②将镜片置于一手的掌心,滴上 2~3 滴清洁液后,用另一手食指指腹从镜片中心向边缘成放射状轻轻揉搓,至少约 15 秒(图 3-3-8),镜片正反面均需清洁。

每日清洁是镜片护理和保养过程中极其重要的步骤,揉搓的机械作用能去除绝大部分黏附在镜片表面疏松的沉淀物、碎屑及病原微生物等。

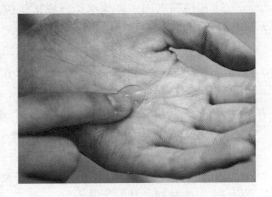

图 3-3-8 清洁镜片

2) 清洁剂:清洁剂通常包括表面活性剂和防腐剂等成分。还可添加渗透压调节剂、缓冲剂、螯合剂、黏性增强剂、酒精、酶及增加摩擦效能的成分。目前多采用多功能护理液。

多功能护理液使用方法简单、方便、经济,适用于所有软性接触镜,但用于镜片的消毒时间较长,对某些病原微生物灭活效能较差。还有少数配戴者对护理液中的氯己定、硫柳汞等成分过敏。

由于多功能护理液不是一次性的,均需添加防腐剂以保证开瓶后的质量。通常护理液开瓶后超过 3 个月不能继续使用。

(2) 每周清洁:由于泪液中所含的一些蛋白质成分可附着在软性接触镜镜片上,镜片上的蛋白沉淀物在加热消毒、眼干燥和泪液酸化等作用下可发生变性,变性的蛋白质使镜片的透明性下降,并可紧紧黏附在镜片表面,影响镜片透氧性能,引起镜片变硬、变形,使得镜片参数发生改变;也可导致其他沉淀物、病原微生物及异物更容易吸附在镜片表面,从而引起视力模糊和眼部并发症的发生。因此需要至少每周对镜片进行一次除蛋白以保证镜片的透明性及透氧性,有利于眼部健康。

1)蛋白酶制剂:蛋白水解酶为白色结晶粉末,易溶于水,水溶液不稳定,室温下 3~4 小时即失去活性,受热易分解,达 60℃ 即可变性失效。其水溶液 pH 为 7~8 时活性最强,pH 为 3~4 时较稳定。

2)方法:①将蛋白酶制剂放入多功能护理液、生理盐水或精制水中溶解;②再把镜片放入,浸泡 2 小时,如污垢较厚可延长时间;③然后使用贮存液清洗镜片,并在贮存液中放置 1 小时;④再次使用贮存液清洗后放入镜盒中进行消毒。蛋白分解剂的种类很多,操作方法可能不同,一定要参照各制品的说明书。

2. 冲洗 在完成镜片的清洁之后,须用冲洗液将镜片上的碎屑和残留的清洁剂冲洗干净(图 3-3-9)。

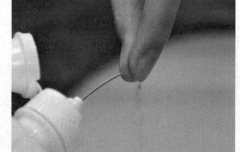

图 3-3-9 镜片冲洗

(1)方法:揉搓完毕后可用镊子或一手拇指和食指轻轻捏住镜片,然后用护理液冲洗镜片,清除附在镜片表面的沉淀物、微生物、碎屑及残留的清洁剂。

(2)冲洗剂

1)多功能护理液是目前最常用的冲洗剂。

2)无防腐剂的生理盐水虽无毒副作用,但缓冲效果差,pH 可能会降低,引起灼痛感,也不能抵抗微生物的污染,储存时间短。

3)加防腐剂的生理盐水虽可以抵抗微生物的污染,储存时间长,但有潜在的过敏反应和毒性反应。

3. 消毒 配戴软性接触镜可能影响泪液对病原微生物的冲洗作用、也可能影响角膜上皮的屏障功能、甚至将病原微生物带入眼表引起眼部并发症,因此,杀灭软性接触镜镜片和镜盒的病原微生物活性相当重要。

通常,抗微生物的活性效应分为灭菌、消毒和防腐三级。灭菌是杀灭所有的微生物,这是一般的软性接触镜护理产品和步骤所不能达到的。消毒是一个动态的过程,是杀灭或去除镜片及镜盒上的除芽孢以外的病原微生物,将镜片及镜盒上的病原微生物的量降至安全水平,预防软性接触镜配戴相关的眼部感染发生。防腐是选择性地杀灭和阻止某些微生物的生长,以防护理产品被污染。

因为消毒液也具有明显的水合作用,其有助于维持软性接触镜镜片的参数和生理特性的稳定,所以有些消毒液也用于贮存镜片。软性接触镜的消毒方法主要包括热消毒法、化学消毒法、过氧化氢消毒法和微波消毒法等。热消毒操作繁琐,目前已淘汰。目前主要采用化学消毒法,包括多功能护理液消毒和过氧化氢护理液消毒。

化学消毒法由于使用方便、操作简单、适合大多数镜片材料、对镜片的损坏小,因而被广大的软性接触镜配戴者选用。化学消毒法也有一些缺点,化学消毒法比热消毒法费用高,有发生过敏反应和毒性反应的可能,消毒时间也相对较长(一般均大于 2 小时),并可使镜片变色。使用化学消毒法应注意,每次消毒必须用新鲜消毒液,因为消毒液的重复使用将大大降低其消毒效能。

(1)多功能护理液消毒:目前的大部分多功能护理液中已含有消毒液成分,在贮存的同时进行消毒,需在镜片每日清洁后,浸泡于有效浓度消毒液中 4~6 小时。

（2）过氧化氢消毒：过氧化氢消毒法是一种最为有效的接触镜化学消毒方法，以过氧化氢为基础的溶液可含或不含防腐剂。虽对微生物的灭活可靠，但不够方便，因此并不常用。方法（稀释法）：镜片在每日清洁、冲洗后，用 3% 的过氧化氢溶液浸泡 15~30 分钟，然后用生理盐水稀释浸泡过夜，约 6~8 小时。

值得注意的是，过氧化氢有极强的细胞毒性，消毒后的镜片必须用清洁生理盐水充分冲洗，使镜片上残余的过氧化氢浓度低于安全阈值 0.01%，然后方可戴用，避免造成严重角结膜毒性反应。

4. 贮存　软性接触镜在不戴的时候必须完全浸泡在贮存液中，以保持其充分的水合状态，水合作用有助于维持软性接触镜镜片的参数和生理特性的稳定。贮存液可选用含防腐剂的生理盐水或化学消毒剂。目前已普遍使用多功能护理液贮存软性接触镜。

方法：镜片在清洁、冲洗、消毒之后，将镜片按左右分别放置在镜片盒内，倒入护理液浸泡，注意让镜片沉在盒底，勿使镜片漂在护理液表面，以免盖盒损伤镜片。

（四）配戴时间及更换时间指导

1. 配戴时间指导　初次配戴接触镜时，由于镜片对眼部组织的机械刺激和镜片导致的低氧代谢，会出现一些代偿性的临床表现如异物感、视近模糊、分泌物增加等，这些症状通常会在短时间内自行消除，故配戴初期应逐渐延长配戴时间，循序渐进。

（1）日戴方式：第 1 天戴镜 4~6 小时（日抛镜片可戴镜 6~8 小时），以后再每天延长 2 小时。

（2）弹性配戴：屈光矫正为目的的配戴者，适应日戴后，根据需要可偶尔戴镜过夜；以治疗为目的的配戴者，可根据治疗的需要进行配戴。

（3）长戴：第 1 天戴镜 6~8 小时，如无不适以后每日延长 2~4 小时，第 1 周最好不超过 16 小时，第 1 周复查后，无异常者配戴时间可延长至 24 后小时复查。第 2 周复查无异常者可开始 2~3 日的连续配戴，持续配戴 2 周后再复查，无异常者可试行一周连续配戴，但必须每月定期复查一次。

2. 更换时间指导　更换时间是指镜片从启用至抛弃的时限。镜片的更换时间越长，沉淀物越多，可造成镜片老化、损坏；戴镜眼矫正视力下降；可形成微生物良好的培养基，当角膜上皮不完整时，则容易发生感染。如镜片虽在更换期内，若有破损时，也必须更换镜片。为了保证眼部健康，各种镜片不能超期配戴。

（1）传统型镜片：通常更换周期在 3 个月以上，不超过 1 年。需要每日护理，选用可以除蛋白的护理液。

（2）抛弃型镜片：一次性使用后即抛弃，在配戴过程中不需要使用护理产品。日抛型镜片，每日晨起戴上，睡前摘下即抛弃，是目前最安全、健康的配戴方式。

（3）定期更换型镜片：通常更换周期为 2 周或 1 个月，需要每日护理。

四、实施步骤

按照软性接触镜摘戴及护理流程图（图 3-3-10）进行操作。

1. 准备　接触镜摘戴室及用物。
2. 镜片正反面辨认　侧面观察、贝壳试验、镜片标志。
3. 戴镜　通过指导配戴者戴镜达到配戴者能自行戴入。
4. 摘镜　通过指导配戴者摘镜达到配戴者能自行摘镜。
5. 镜片护理　包括清洁、冲洗、消毒、贮存四个步骤。

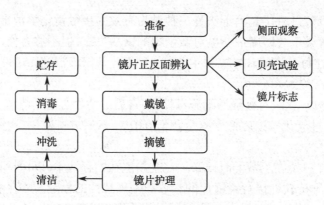

图 3-3-10 软性接触镜摘戴及护理流程

五、练习与评价

案例 李×,男,20岁,学生,配戴框架眼镜6年,未戴过接触镜喜欢运动,为方便运动希望能配戴软性接触镜。检查结果如下:

全身检查:身体健康,无既往病史。

裂隙灯检查眼均未见异常。泪膜破裂时间测定为13秒。可见虹膜横径(HVID):12mm

角膜曲率:右眼:7.60mm@180/7.74mm@90

左眼:7.70mm@180/7.78mm@90

验光处方:右眼:−4.75DS

左眼:−5.25DS

经验光师检查后认为该配戴者适合配软性戴接触镜,由于是初次配戴建议选择低含水量标准厚度的软性接触镜,经过试戴确定最终处方为:

右眼:品牌名称(月抛硅水凝胶镜片)/−4.25DS/8.5mm/14mm

左眼:品牌名称(月抛硅水凝胶镜片)/−5.00DS/8.5mm/14mm

在确定完镜片处方后,由于配戴者为初次配戴,对配戴者应如何进行指导?

1. 准备

(1)环境准备:明亮整洁的操作室。

(2)用物准备:不含芳香剂的肥皂、烘干机、软性接触镜一副、专用护理液、接触镜专用镊子、无屑纸巾等。

(3)验光师与配戴者准备:剪短指甲,洗净双手。

验光师:"先生(女士),现在已确定您的镜片处方,请检查镜片外包装的完整性、有效期、贮存液中有无混浊等。并剪短指甲,洗净双手后请烘干双手。"验光师打开包装,倒出镜片。

2. 辨认镜片正反面

验光师:"现在辨认镜片正反面,避免因镜片戴反而出现强烈的异物感及视物模糊。首先将镜片置于食指指尖,镜片凹面向上,侧面观察正面朝上时呈碗状,反面时呈盘状。"

3. 软镜摘戴

验光师:"先生,请您先放松紧张的情绪,请您看向正前方。"

将镜片放置于在戴镜手食指指尖,用另一手的中指将上睑向上拉开,戴镜手的中指拉开下睑,将镜片直接戴在角膜上。先松开下眼睑,再松开上眼睑。

验光师:"好的,先生已为您戴好镜片,请您闭上眼睛,轻轻按摩。慢慢睁开眼睛,并感受

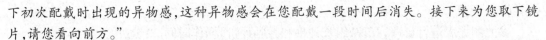

下初次配戴时出现的异物感,这种异物感会在您配戴一段时间后消失。接下来为您取下镜片,请您看向前方。"

用一手的中指将上睑向上拉开,摘镜手的中指拉开下睑,用摘镜手的食指和拇指将镜片轻轻捏出。

验光师:"先生,接下来请您自己试着自行摘戴,眼睛看向前方,用一手的食指和拇指撑开眼睑,用戴镜手的食指直接将镜片戴在角膜上。戴入镜片后,用同样的方式撑开眼睑,用另一手的食指和拇指将镜片轻轻捏出。"

4. 软镜护理

验光师:"先生,在学会软镜的摘戴之后,软镜的护理也是一个重要的环节,不规范的护理不但会减少镜片的使用寿命,还会有损眼部健康。镜片护理主要分为清洁、冲洗、消毒、贮存四步。"

将镜片置于掌心,滴 2~3 滴护理液,用另一手食指指腹揉搓镜片,正反面成放射状揉搓,每面至少 15 秒,揉搓后用护理液冲洗镜片。先右后左将镜片放置于双联盒,护理液没过镜片贮存。

(一) 练习

通过设计一个情境,模拟练习软性接触镜的摘戴及护理,指导教师对操作步骤的正确性进行指导(表 3-3-1)。

表 3-3-1 软性接触镜摘戴及护理操作记录表

项目	具体内容	操作方法正确性记录
准备	1. 环境准备:明亮整洁的操作室。	
	2. 用物准备:镜子、镜片、专用护理液、专用镊子、不含芳香剂的肥皂、烘干机等。	
	3. 验光师和配戴者准备:剪短指甲、洗净双手。	
检查镜片	检查镜片有无破损、划痕、沉淀物等。	
镜片正反面辨认	1. 侧面观察。	
	2. 贝壳试验。	
戴镜	1. 验光师戴镜指导:将镜片放置于在戴镜手食指指尖,用另一手的中指将上睑向上拉开,戴镜手的中指拉开下睑,配戴者向前看时将镜片直接戴在角膜上,先松开下眼睑,再松上眼睑。	
	2. 配戴者自行戴镜:将镜片放置于在戴镜手食指指尖,用另一手拇指和食指撑开眼睑,直接将镜片戴在角膜上。	
摘镜	1. 验光师摘镜指导:用一手的中指将上睑向上拉开,摘镜手的中指拉开下睑,用摘镜手的食指和拇指将镜片轻轻捏出。	
	2. 配戴者自行摘镜:用一手拇指和食指撑开眼睑,另一手食指和拇指将镜片轻轻捏出。	
镜片护理	1. 清洁:将镜片置于掌心,滴 2~3 滴护理液,用另一手食指指腹揉搓镜片,正反面成放射状揉搓,每面至少 15 秒。	
	2. 冲洗:揉搓后用一手食指和拇指轻轻捏住镜片用护理液冲洗。	
	3. 消毒。	
	4. 贮存:先右后左将镜片放置于双联盒,护理液没过镜片贮存。	

(二) 评价

参照测评表进行自评、互评、组长评价和教师评价(操作时间 20 分钟)。

序号	测评内容	评价要点	配分	评分标准	扣分	得分
1	准备	1. 环境准备:明亮整洁的操作室。 2. 用物准备:镜子、镜片、专用护理液、专用镊子、无芳香剂的肥皂、烘干机等。 3. 验光师和配戴者准备:剪短指甲、洗净双手。	15	错一项扣5分		
2	操作	1. 取出镜片,观察镜片有无破损、异物、沉淀物等。确认没有问题后,将镜片置于一手食指指尖。 2. 镜片正反面辨认。 3. 用一手中指拉上眼睑,用另一手的中指拉下眼睑。 4. 将镜片直接戴入,先松开下眼睑,再松开上眼睑,闭上眼睛,轻轻按摩,排除镜片下空气。 5. 摘镜,撑开眼睑,用一手食指和拇指轻轻将镜片捏出。 6. 镜片清洁,将镜片置于掌心,滴 2~3 滴护理液,用另一手食指指腹揉搓镜片,正反面成放射状揉搓,每面至少 15 秒。 7. 镜片冲洗,揉搓后用一手食指和拇指轻轻捏住镜片用护理液冲洗。 8. 镜片消毒。 9. 镜片贮存,先右后左将镜片放置于双联盒,护理液没过镜片贮存。 10. 整理用物。	80	错一项扣8分		
3	记录	认真做好实验记录。	5			
4	合计		100			

否定项(本项目不得分):
超时

加分项:
1. 动作娴熟、表情自然、仪态大方:+2 分
2. 使用普通话,语言准确、精练、生动:+2 分

自我评价:_____   同学互评:_____
组长评价:_____   教师评价:_____

六、常见问题

1. 镜片无法戴入。

建议配戴者放松紧张的情绪。若由于手太湿,可让手稍干后再行戴入;也可能由于睑裂过小、眼睑紧张,可建议配戴者更换直径较小的 RGP。

2. 戴镜后由于强烈的异物感而出现眼痛。

即刻取出镜片,在裂隙灯显微镜下检查眼表及镜片。

3. 镜片掉落。

应将镜片彻底清洁、冲洗后,再行戴入或贮存。

4. 外出时,在没有护理液的情况下出现眼红、眼痛等症状。

应及时取出镜片并用纯净水彻底冲洗镜片。

七、注意事项

1. 接触镜摘戴及护理的注意事项

(1) 每次戴镜及摘镜之前,应将手指甲剪短,洗净双手。洗手后避免触摸其他东西。

(2) 新配发镜片时应认真检查外包装的完整性及有效期。

(3) 在干净、整洁的桌面上摘戴接触镜时,可放置一块干净的毛巾,以免镜片掉落在地上。

(4) 每次摘戴镜片前,应仔细检查镜片有无破损及沉淀物,如有破损应及时更换镜片,如有沉淀物必须清洁冲洗干净后再戴镜。

(5) 双眼屈光度无论是否相同,应严格区分左右眼镜片。戴镜时养成先戴右眼后戴左眼的习惯,摘镜后应放入对应的镜盒内。

(6) 分清镜片正反面。

2. 验光师的注意事项

(1) 作为一个验光师不宜留指甲、涂指甲油。

(2) 每次取戴镜片前必须重新洗手。洗手后不得随意摸其他东西。

(3) 给一个顾客摘戴镜片后,再给另一个人摘戴镜片前,必须重新洗手。

(4) 镜片盒盖和护理液盒盖打开后,必须内面朝上放在桌面上。

(5) 保持环境卫生和消毒,工作桌面必须保持干净卫生、整洁。

(6) 保持个人卫生,着装整洁。

3. 配戴者的注意事项

(1) 仔细阅读说明书和配戴注意事项,严格遵守执行。

(2) 镜片脱水容易干燥破损,若镜片脱水,请将其浸泡在护理液中,复原后经清洁、冲洗后再配戴。

(3) 依照规定的护理程序清洁、冲洗、消毒、贮存镜片。清洁时揉搓要在 20 次以上,正反面都要揉搓;冲洗时要充分;消毒时间在 4 小时以上。

(4) 浸泡过的护理液必须倒掉,不可重复利用。

(5) 护理液在开瓶使用后,每次用完要拧紧,不要用手接触瓶盖。护理液应在规定时间内用完,通常时间为 3 个月。未用完者也必须丢弃,并及时更换护理液。

(6) 镜片护理时,不得使用不合格护理液、自来水、蒸馏水、无防腐剂的生理盐水等。

(7) 配戴镜片时不建议滴用眼药水,防止其成分吸附到镜片上,损伤镜片结构。

(8) 戴镜后,用新鲜的护理液冲洗镜盒,自然晾干后备用,每周消毒镜片盒一次。

(9) 镜片长期不用需贮存在规定的消毒液中,每周更换一次。再次使用前需经严格的清洁、消毒、冲洗。

(10) 不提倡使用镊子和小棒等工具,因镊子如果不包裹塑胶套,很容易损伤镜片,且其表面也容易被细菌污染而损伤眼睛。

(11) 需要化妆或卸妆时,应先戴镜后化妆,摘镜后卸妆。

(12) 洗脸、洗澡、游泳时,最好取下镜片。

(13) 镜片不要借他人配戴,自行配戴时左右眼不能戴混,避免交叉感染。

(14) 不得使用振荡器等工具清洁镜片,可能会造成肉眼不可见的镜片损伤。

八、知识拓展

常用的护理液种类如下：

1. 多功能护理液　多功能护理液将护理镜片各个步骤所需要的成分集合为一体，它包含了清洁、湿润、消毒、除蛋白、冲洗、储存等功能。目前，市面上有免揉搓的接触镜多功能护理液，仅需浸泡，通过护理液中的蛋白分解酶、脂肪分解酶及表面活性剂等成分分解去除镜片上的沉淀物，减少了镜片护理程序，但清洗效果不如揉搓彻底，较适用于高含水量、易破损的软性接触镜镜片。多功能护理液的最大优点是减少了护理液的种类，相应减少了被污染的机会，提高了护理镜片的依从性，软镜和RGP的多功能护理液成分有一定差异，不能混用。

2. 氧化消毒剂　主要用于软镜的消毒。其核心成分为3%的过氧化氢溶液，它有很强的杀菌效应，能对常见的细菌、病毒发挥作用外，还对真菌、棘阿米巴原虫、HIV有杀灭作用。氧化消毒剂具有安全、有效、没有防腐剂的介入等优点，可避免防腐剂诱发的过敏反应。

第四节　软性接触镜的配适评估

根据角膜直径、角膜曲率和屈光度检查结果，可直接为配戴者选择合适的镜片。但因不同配戴者眼角膜的表面形态差异大，对选用的软性接触镜类型进行试戴，进行配适评估并调整，有助于最终选定镜片。

一、学习目标

能进行软性接触镜配适评估。

二、任务描述

练习软性接触镜摘戴，并进行软性接触镜配适评估。

三、知识准备

1. 评估前判断镜片状态稳定　镜片戴入眼睛后，对眼睛造成的刺激感会令眼睛产生泪液分泌，导致镜片处于不稳定状态，表现为过松，需要15~20分钟才能达到稳定状态，通过以下方法判断镜片稳定：

（1）镜片处在相对固定的位置上。

（2）由于戴镜刺激引起的泪液分泌增加已停止。

（3）镜片所含液体的酸度和渗透压与泪液趋于动态平衡。

（4）镜片的温度与角膜温度平衡。

（5）由于戴镜刺激导致的角膜感觉阈值的升高已达峰值。

2. 镜片的配适评估　配适内容包括：覆盖度、中心定位、移动度、下垂度、松紧度、舒适度与矫正视力等。通常须借助裂隙灯显微镜来观察配适。

（1）覆盖度：指镜片覆盖角膜的程度。镜片应完全覆盖角膜，若镜片覆盖不完全，将导致矫正视力不良、暴露区角膜干燥、配戴眼产生异物感。镜片覆盖

考点

软性接触镜的覆盖度。

不全,是镜片过松导致,所选的镜片直径过小或基弧过大了(图 3-4-1)。

(2) 中心定位:指对镜片与角膜同心的评估。正常情况下,镜片的几何中心应与角膜的瞳孔中心重合。镜片的定位不良可导致矫正视力不良与异物感。镜片中心定位不良同样是因为镜片过松导致,所选的镜片直径过小或基弧过大了。镜片偏位量在 0.5mm 为可接受的偏位,大于 0.75mm 则不可接受(图 3-4-2)。

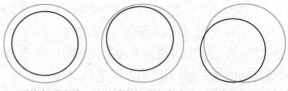

a.覆盖角膜完全 b.覆盖角膜尚完全 c.覆盖度不可接受

图 3-4-1 软性接触镜的角膜覆盖度

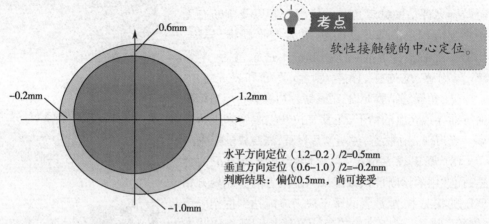

水平方向定位（1.2-0.2）/2=0.5mm
垂直方向定位（0.6-1.0）/2=-0.2mm
判断结果：偏位0.5mm，尚可接受

图 3-4-2 软性接触镜的中心定位示意图

考点

软性接触镜的中心定位。

(3) 移动度:指眼睑力导致的镜片相对位置变化的程度。令戴镜者正视前方,轻轻拉开下眼睑,让戴镜者缓慢瞬目,可见镜片受上眼睑牵拉向上方移动,然后恢复至原位。观察测定镜片下缘向上方移动的量。

适宜的移动度为 0.5~1.5mm。长戴镜片的移动度大些,约为 1.5~2.0mm,有利于镜片后的代谢产物及时排出。超薄镜片易贴附角膜,移动度比标准厚度镜片的移动度小。一般情况下,镜片移动度大于 2.0mm 为过大,可能为镜片直径过小或基弧过大所导致,可导致异物感,并因眨眼后镜片移位而发生视力模糊,不眨眼时视力好转。镜片移动度小于 0.5mm 为过小,可能为镜片直径过大或基弧过小所致,在不眨眼时镜片中心翘离角膜面而致视力模糊,在眨眼后因镜片中心贴近角膜,视力好转。

考点

软性接触镜移动度过大的原因和表现,软性接触镜移动度过小的原因和表现。

长时间配戴过紧,移动度过小的镜片,镜片下泪液循环下降,代谢产物积聚引发角膜上皮毒性反应及角膜缺氧,甚至出现紧镜综合征。由于镜片移动度过小在早期并无不适症状,因此戴镜不适应不易被发现,应引起高度重视。

(4) 松紧度:指用推移的方法评估镜片与角膜配合的松紧程度。可塑性强,过软的非球面超薄镜片由于无法用瞬目的方法来评估其移动度,需用该种方法进行评估。轻轻拉开戴镜者下眼睑,让其向上方注视,以拇指推动下眼睑,使下眼睑推动镜片下缘,观察镜片向上方移动的量以及复位的速度。推动时注意防止手指直接接触镜片或结膜。

适度的松紧度镜片上移平滑,撤力后能缓慢下降至原有位置或角膜缘以外。

过紧的镜片松紧度表现为镜片的上推活动迟钝,镜片复位的速度也较慢甚至不动,较难下降至原有位置,瞬目时镜片的活动过小甚至不动。过松的镜片松紧度表现为镜片复位的速度很快,甚至超过原来的位置,瞬目时镜片的活动过快。

(5)下垂度:指向上看时镜片受上眼睑的阻力向下移动的距离,由此判断上眼睑的松紧程度。对移动度正常但仍引起不适感的镜片,可用该方法加以判断。

(6)舒适度:镜片初戴时,因护理液及镜片的刺激产生轻度的干涩感和镜片存在感,均属正常。此时较容易评估配戴者角膜的敏感程度以及判断有无不良反应。由护理产品问题、镜片变形缺损、异物、污染和配适不良等问题所引起的不适感包括:干燥感、异物感、烧灼感、痒感、刺激、疼痛和畏光等。

(7)角膜缘结膜充血:观察镜片边缘有否压迫结膜血管而导致充血的情形,尤其是拉开上眼睑来进行观察。当出现充血状态,说明镜片过紧,需要放松配适。

(8)矫正视力情况:当软性接触镜验配正确合适,而选用的诊断性试戴镜片与配戴者的验光处方相匹配的状况下,配戴者的矫正视力应能达到框架眼镜的矫正视力。矫正视力检查应在镜片配戴稳定状态下进行,开展片上验光。

如果镜片配适过松,眨眼后视力模糊;镜片配适过紧则反之。矫正视力应查远视力和近视力。远视力应不低于验光试片的结果。如远视力显著低于框架试戴镜结果,则为接触镜光度有误所致。近视眼应防止过度矫正引发的调节,以防产生疲劳。近视力筛查有助于发现是否产生视近困难症状。

考点

软性接触镜舒适度对于镜片配适评估的影响。

考点

角膜缘处的结膜充血对于软性接触镜配适状态的评估影响。

考点

视力稳定性在软性接触镜配适评估中的作用。

考点

软性接触镜验配的总体评估及处理。

(9)对软性接触镜配适良好、过松、过紧的标准汇总(表3-4-1)。

表3-4-1 软性接触镜配适评估标准汇总表

评估项目	配适良好	配适过松	配适过紧
角膜覆盖程度	完全	不完全	完全
中心定位	良好	不良	良好
移动度	0.5~1.5mm	大于2.0mm	小于0.5mm
松紧度	镜片易移动很快复位	镜片移动过度,不易回复原位	镜片移动迟缓或不完全,复位迟缓
舒适度	好 开始有异物感	不好,提示配适过松	很好
视力反应	视力稳定,可采用片上验光法	眨眼前清晰,眨眼后立即模糊	眨眼前模糊,眨眼后立即清晰

四、实施步骤

按照接触镜配适评估流程图(图3-4-3)开展配适评估。

1. 操作前准备　准备接触镜摘戴室、接触镜及相关用品,向顾客阐明配适评估的意义。对裂隙灯进行调试,使用弥散投照,低至中倍放大倍率(20倍以下)进行观察,需要局部细致观察再改到中至高倍放大倍率(30~40倍)进行观察。

2. 为顾客戴镜　戴镜后等待15~20分钟,镜片进入稳定状态方可进行评估。

3. 记录参数并检查镜片　把试戴镜参数记录在配适评估记录表上,检查镜片的完整度、清洁度和光滑度。

4. 评估角膜覆盖度　对镜片的覆盖度情况进行评估并记录。

5. 评估镜片中心定位　对镜片的中心定位情况进行评估并记录。

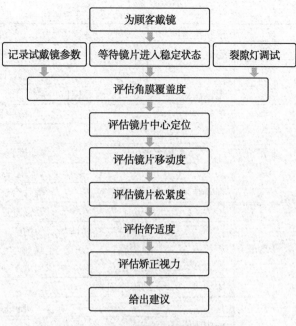

图 3-4-3　接触镜配适评估流程图

6. 评估镜片移动度　让配戴眼向上看,以拇指推动配戴眼下眼睑,使下睑缘轻触镜片的下边缘,观察测定镜片下边缘上移及复位的情况。

7. 评估舒适度　询问配戴者戴镜后有否不适,判断戴镜舒适度。

8. 评估矫正视力　进行远视力、近视力和单眼红绿视标测试,调整球镜度数。

9. 给建议开处方　对以上评估结果进行综合考虑,给予调整建议,开出配镜处方,包括镜片基弧、度数、直径、设计、含水量、颜色和品牌等。

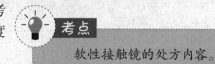

考点

软性接触镜的处方内容。

五、练习及评价

(一) 案例分析

案例　陈××,25岁,到门店进行接触镜验配,在为其选择了某品牌的月抛型镜片后,请您对试戴该镜片的配适情况进行评估,并给出建议。

把接触镜戴上,休息15~20分钟,待镜片进入稳定状态后,在裂隙灯下开展配适评估,其中对右眼戴镜的评估结果记录如软性接触镜配适评估记录表(表3-4-2)所示。

表 3-4-2　软性接触镜配适评估记录表

基本情况	陈××,25岁,学生					
眼别	右　眼					
	试戴镜片参数记录					
步骤1	基弧(mm)	直径(mm)	含水量(%)	屈光度(D)	配戴周期	中心厚度(mm)
	8.4	14.2	59	−4.00	1个月	0.14
步骤2	镜片检查:检查镜片并记录判断结果					
	品牌型号核对		完整度	清洁度	光滑度	
	无误		完整	良好	良好	

步骤3	角膜覆盖度		镜片状态	
	完全√ 不完全□		过松□ 不过松√	

步骤4	镜片中心定位		
	无偏位√	偏位可接受□	偏位不可接受□

步骤5	镜片移动度		
	移动度	0.2mm	
	判断结果	移动度过小√	移动度过大□
	镜片松紧度		
	判断结果	镜片过紧 √	镜片合适□	镜片过松□

步骤6	戴镜舒适度与体征	
	症状	无填"0",轻度填"＋",中度填"＋＋",重度填"＋＋＋" 异物感（ ） 干燥感（ ） 烧灼感（ ） 流 泪（ ） 畏 光（ ） 疼 痛（ ）
	体征	结膜充血（＋）

步骤7	矫正视力情况	
	远用视力	0.9
	近用视力	1.0
	片上验光结果	加 −0.25DS 远用视力可达 1.0
	视力模糊特征	试戴半小时后,视力稍模糊,眨眼后改善

建议:

顾客试戴情况:移动度小,镜片松紧度测试镜片上推和复位迟缓,戴镜上方结膜稍充血,视力模糊眨眼后改善。

综合判断:该镜片稍紧,建议选取基弧较大或直径较小的镜片进行验配,如基弧为 8.6mm 的镜片。根据片上验光结果,度数选取 −4.25DS。

(二) 练习

根据之前为同学选取的软性接触镜,把接触镜为同学戴上,按照接触镜配适评估流程(图 3-4-3),对同学配戴镜片情况进行配适评估,参考案例中的软性接触镜配适评估记录表(表 3-4-2),填写评估结果(表 3-4-3)。

表 3-4-3 软性接触镜配适评估记录表

基本情况						
眼别						
步骤1	试戴镜片参数记录					
	基弧(mm)	直径(mm)	含水量(%)	屈光度(D)	配戴周期	中心厚度(mm)
步骤2	镜片检查:检查镜片并记录判断结果					
	品牌型号核对		完整度	清洁度		光滑度
步骤3	角膜覆盖度			镜片状态		
	完全□ 不完全□			过松□ 不过松□		
步骤4	镜片中心定位					
	无偏位□		偏位可接受□		偏位不可接受□	

续表

步骤5	镜片移动度			
	移动度			
	判断结果		移动度过小□	移动度过大□
	镜片松紧度			
	判断结果	镜片过紧□	镜片合适□	镜片过松□
步骤6	戴镜舒适度与体征			
	症状	无填"0",轻度填"+",中度填"++",重度填"+++" 异物感（　　　） 干燥感（　　　） 烧灼感（　　　） 流　泪（　　　） 畏　光（　　　） 疼　痛（　　　）		
	体征	结膜充血（　　　）		
步骤7	矫正视力情况			
	远用视力			
	近用视力			
	视力模糊特征			

建议：

（三）评价

参照测评表进行自评、互评、组长评价和教师评价（操作时间 15 分钟）。

序号	测评内容	评价要点	配分	评分标准	扣分	得分
1	评估前准备	裂隙灯、护理液、镜盒、镜片、纸巾等物品准备	5	准备不充分酌情扣分		
		正确戴摘镜片	5	无法戴摘镜片全扣分		
		裂隙灯正确调试	10	投照法选对 5 分,倍数选对给 5 分,若无法调试看清全扣分		
2	配适评估	角膜覆盖度	10	正确记录给 5 分,判断正确给 5 分		
		镜片中心定位	10	正确记录给 5 分,判断正确给 5 分		
		移动度	10	正确记录给 5 分,判断正确给 5 分		
		松紧度	10	正确记录给 5 分,判断正确给 5 分		
		舒适度	10	正确记录给 5 分,判断正确给 5 分		
		矫正视力	10	正确记录给 5 分,判断正确给 5 分		
		记录	10	记录过程完整工整给分,否则酌情扣分		
3	摘镜后处理	清洁储存	5	镜片清洗,镜盒更换新鲜护理液储存镜片		
		物料整洁	5	把桌面整理干净		
	总分		100			

否定项　　　　　　　　　　　　加分
15 分钟内镜片配戴失败　　　　1. 与配戴者沟通能力好,边做边解释:+4 分
　　　　　　　　　　　　　　　2. 动作轻柔熟练:+4 分

自我评价:＿＿＿＿＿＿＿　　　　同学互评:＿＿＿＿＿＿＿
组长评价:＿＿＿＿＿＿＿　　　　教师评价:＿＿＿＿＿＿＿

六、注意事项

1. 非初次配戴者,若无明显不适即可按原参数配戴。若需要更换镜片材料和设计,则需要重新进行检查与评估。

考点

软性接触镜进行片上验光的注意事项。

2. 配适状态也受镜片的洁净度影响,若发现镜片有污染、沉淀,表面湿润性降低,应摘镜清洗后再戴镜观察或更新试戴镜片。

3. 初次戴镜者眼较敏感,可能需要更长的时间等待镜片稳定,以免过多泪液形成泪液透镜,影响配适评估和片上验光的结果。

4. 在开展片上验光试戴镜片选择过程中,尽量接近框架眼镜验光度数,而远视眼尽量使用凸透镜试戴镜片,以减少判断误差。

5. 片上验光发现残余散光超过 1.25D,最好改用散光型接触镜。

第五节 软性接触镜的随访

一、学习目标

1. 熟悉复查时的检查流程。
2. 了解随访时可能出现症状的问题及处理方法。
3. 明确随访时间。

二、任务描述

软性接触镜配适状态评估满意,验光师将戴镜与摘镜的方法、镜片的保养和护理详细向配戴者说明并确保配戴者能熟练掌握后,还应该向配戴者特别强调随访计划的重要性。这关系到接触镜能否安全、舒适配戴。通过了解软性接触镜随访的流程,可以更好的告知顾客随访的重要性。

三、知识准备

(一) 随访时间

1. 日戴方式 在首次复查之前强调每日戴镜不超过 12 小时,复查无异常后,继续延长配戴时间且时间控制在 12~14 小时以内,日后复查时间一般为戴镜 1 周、1 个月、3 个月、6 个月。

2. 长戴方式 第 1 周定期复查后,无异常者可延长戴镜到 24 小时后复查。第 2 周复查无异常者可开始 2~3 日的连续戴镜,持续 2 周后再复查,无异常者可试行一周连续戴用,但必须每月定期复查一次。

(二) 随访内容

1. 病史 了解配戴者的配戴方式及配戴时间。

2. 检查 目的是了解视力、眼部健康状况、镜片情况及戴镜时的配适状态等。

3. 复查时常出现的问题及解决(表 3-5-1~ 表 3-5-3)

(1) 视力模糊

表 3-5-1 视力模糊原因及解决方法

症状	可能原因	解决方法
看远模糊	镜片光度不足	需重新验光配镜
	有严重的沉淀物	镜片清洁,沉淀物无法清除的及时更换镜片
	左右眼镜片戴反	及时调换镜片位置
	散光矫正不足	可用后球面软镜散光软镜或 RGP 进行矫正
	球面像差	可由于内曲面非球面镜片引起,更换为球面镜片
看近模糊	近视过矫或远视欠矫	需重新验光配镜
	有老视	可试着降低镜片光度或在看近时加戴老视镜
	有较大的胶冻块、蛋白质或真菌等沉淀物	及时更换镜片
波动性模糊	镜片正反面戴反	翻面重新验光戴镜
	瞬目后立即模糊	说明镜片太松,可减小镜片基弧或增大镜片直径
	瞬目后立即好转	说明镜片太紧,可增大镜片基弧或减小直径
	下午或傍晚逐渐加重	若为角膜水肿更换透氧性能好的镜片,若为镜片陈旧脱水更换新镜片
	日渐恶化的视力不良	多为巨乳头性结膜炎,告知配戴者停戴镜片,充分清洁镜片或及时更换镜片
复视	双眼复视	可能为高度屈光参差(如单眼晶状体),缩小镜片光度差或告知配戴者努力适应
	单眼复视	可能散光矫正不充分,可配戴 RGP

(2) 戴镜不适

表 3-5-2 戴镜不适原因及解决方法

症状	可能原因	解决方法
戴镜后数日内发生不适	取戴不熟练或镜片污染	需停戴
	镜片匹配不良	需更换镜片
	镜片破损、缺陷	需更换镜片
突发性眼痛	异物进入上睑结膜下	取出镜片,冲洗结膜囊取出异物
	持续性眼痛且有逐渐加重,可能为角膜损伤伴急性感染	立即取出镜片,到眼科治疗
戴镜时即出现不适	镜片破损、沉淀物过多或镜片变硬、变形	更换镜片
	毒性强的病原微生物污染	充分清洁镜片后,可进行热消毒处理
	护理液混有刺激性物质或毒性超标	更换护理产品
异物感	镜片小,无机盐沉淀或异物所致	清洁镜片或更换镜片
	镜片边缘设计不良	更换镜片
	镜片过松	缩小镜片基弧或增大镜片直径
	镜片正反面戴反	重新配戴

69

续表

症状	可能原因	解决方法
痒感	巨乳头性结膜炎	需停止配戴,到眼科治疗
干燥感	泪液质量不良者	常规滴润眼液
	从事注视性工作的人如微机操作者	可滴用润眼液或工作时取出镜片
	镜片陈旧	需更换镜片
烧灼感	护理产品毒性反应	需更换护理产品
	过敏反应	多为护理液或镜片盒等,试着找出过敏原,避免接触
畏光	初戴者普遍的症状	可戴滤色镜
	角膜刺激征	需停戴

(3) 镜片问题

表 3-5-3 镜片问题原因及解决方法

症状	可能原因	解决方法
镜片遗失	眼睑关闭不全或瞬目迟缓	可因镜片湿润不良而脱出睑裂,前者禁忌配戴接触镜,后者可教配戴者做瞬目练习,每30次一组,每天做3次
	戴镜过夜,洗澡或游泳时易遗失镜片	需先取出镜片
	揉眼时将镜片塞入结膜囊内	应充分检查其上睑结膜囊取出镜片
镜片破裂	裂痕形态出现棱角,多为使用尖锐镊子、指甲过长或镜片盒边缘锐利所致	可对其原因处理如修剪指甲,更换镜片盒等
	镜片裂痕圆滑,多为材料强度不够,如部分抛弃型镜片或铸模成型镜片	更换镜片种类
	软镜长时间脱水	需在配戴者购买镜片时告知避免使镜片脱水

4. 了解镜片护理和保养　目的是检查镜片在护理过程中是否会出现破损及沉淀。

5. 记录检查结果。

6. 预约下次复查的时间。

四、实施步骤

按照软性接触镜随访流程图(图 3-5-1)进行检查。

1. 准备　视光诊室、检查设备及用物。

2. 了解戴镜情况　通过问诊了解配戴者的戴镜情况并记录。

3. 视力检查　分别检查裸眼视力和

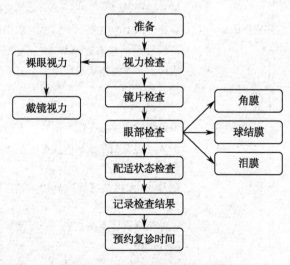

图 3-5-1　软性接触镜随访流程图

戴镜视力,并记录检查结果。

4. 镜片检查　检查镜片的完整性,并记录结果。

5. 眼部检查　使用裂隙灯显微镜检查表并记录检查结果。

6. 配适状态检查　在裂隙灯显微镜下检查戴镜时的配适状态并记录结果。

7. 记录检查结果。

8. 预约下次复诊的时间。

五、练习与评价

(一) 案例分析

案例　王×,女,25岁,大学生,一周前到门店验配软性接触镜,为初次戴镜。现回门店进行复查。复诊时结合软性接触镜随访流程图进行检查。

1. 准备

(1) 环境准备:低度照明的操作室。

(2) 用物准备:裂隙灯显微镜、视力表灯箱、无芳香剂的肥皂、烘干机、专用护理液、接触镜专用镊子、无屑纸巾等。

(3) 验光师与配戴者准备:剪短指甲,洗净双手。

2. 戴镜情况

验光师:"您好,请问在戴镜过程中有无不适症状?"

王×:"初戴镜时有少许异物感,但现在症状已经没有了。"

验光师:"那是否有戴镜过夜的情况?"

王×:"没有。"

3. 视力检查　分别检查裸眼视力和戴镜视力。

4. 镜片检查　充分清洁冲洗镜片,在裂隙灯显微镜下观察镜片是否破损、划痕、沉淀物等。

5. 眼部检查　在裂隙灯显微镜下检查并记录球结膜、角膜、泪膜的情况。

6. 配适状态检查　重新戴镜后,待其镜片稳定后依次检查镜片的中心定位、移动度或松紧度、覆盖度等。

7. 记录检查结果(表 3-5-4)。

表 3-5-4　软性接触镜复诊记录表

姓名:王×　　　性别:女　　　年龄:25岁　　　职业:大学生

复诊日期:××年×月×日

镜片处方

右眼:品牌名称(半年抛硅水凝胶镜片)/−5.00DS/8.5mm/14mm

左眼:品牌名称(半年抛硅水凝胶镜片)/−4.50DS/8.5mm/14mm

戴镜方式:√日戴　□长戴　□夜戴　　　戴镜时数:每天8小时

检查项目	右眼	左眼
视力检查		
裸眼视力	0.1	0.25
戴镜视力	0.8+	0.8+

续表

检查项目	右眼	左眼
镜片检查		
破损	无	无
划痕	无	无
沉淀物	无	无
眼部检查		
球结膜	无充血、水肿	无充血、水肿
睑结膜	无滤泡、乳头增生	无滤泡、乳头增生
角膜	透明、无新生血管	透明、无新生血管
泪膜（BUT）	12 秒	15 秒
配适评估		
覆盖度	任何眼位完全覆盖角膜	任何眼位完全覆盖角膜
中心定位	好	好
移动度	1.0mm	0.8mm

8. 预约下次复诊时间:初次配戴后第一个月。

（二）练习

设计一个软性接触镜验配后复查的情境,按照软性接触镜随访流程进行问诊及检查,指导教师核对步骤是否正确,并记录（表 3-5-5）。

表 3-5-5　软性接触镜复诊记录表

姓名:　　　　性别:　　　年龄:　　岁　　　　职业:

复诊日期:　　　年　　月　　日

镜片处方

右眼:品牌名称　　　　/　　DS/　mm/　mm

左眼:品牌名称　　　　/　　DS/　mm/　mm

戴镜方式:□日戴　□长戴　□夜戴　　　戴镜时数:

检查项目	右眼	左眼
视力检查		
裸眼视力		
戴镜视力		
镜片检查		
破损		
划痕		
沉淀物		
眼部检查		
球结膜		
睑结膜		
角膜		
泪膜（BUT）		
配适评估		
覆盖度		
中心定位		
移动度		

(三) 评价

参照测评表进行自评、互评、组长评价和教师评价(操作时间:20分钟)。

序号	测评内容	评价要点	配分	评分标准	扣分	得分
1	准备	1. 环境准备:低度照明的操作室。 2. 用物准备:裂隙灯显微镜、视力表灯箱、无芳香剂的肥皂、烘干机、专用护理液、接触镜专用镊子、无屑纸巾等。 3. 验光师与配戴者准备:剪短指甲,洗净双手。	30	缺一项扣10分		
2	操作	1. 通过问诊了解配镜情况。 2. 检查裸眼视力及戴镜视力。 3. 观察镜片有无破裂、缺损、划痕、镜片沉淀物。 4. 在裂隙灯显微镜下观察球结膜、睑结膜、角膜。 5. 观察镜片配适状态如覆盖度、中心定位、移动度。 6. 预约下次复查时间,1周、1个月、3个月和以后每半年。	60	缺一项扣10分		
3	记录	正确记录检查结果	10			
4	合计		100			

否定项(本项目不得分):
1. 超时

加分项:
1. 动作娴熟、表情自然、仪态大方:+2分
2. 使用普通话,语言准确、精炼、生动:+2分

自我评价:＿＿＿＿＿＿＿＿＿＿ 同学互评:＿＿＿＿＿＿＿＿＿＿
组长评价:＿＿＿＿＿＿＿＿＿＿ 教师评价:＿＿＿＿＿＿＿＿＿＿

六、常见问题

1. 配戴者未及时复诊。
建议顾客按时复诊,未及时复诊的验光师应及时与配戴者联系。
2. 不遵医嘱,超时配戴。
在初次配戴时,应对配戴者反复强调不能超时配戴,避免引起并发症。
3. 不按规范程序护理镜片。
4. 戴镜时,不能用力揉眼,避免丢失镜片或损伤角膜。

七、注意事项

1. 注意随访的重要性,避免引起相关的并发症;
2. 复查前应告知配戴者将镜片及护理系统带来以便检查。
3. 更换时间指导:镜片更换周期越长,沉淀物越多,可造成镜片老化、损坏及配戴不适,配戴眼矫正视力下降;还可以成为微生物良好的培养基,当角膜上皮不完整时,则容易继发感染。接触镜更换周期并不是绝对的,要根据镜片情况及眼部情况而定。
4. 镜片如有破损,虽未到规定的使用期限,也必须更换。为了保证眼的健康,各种镜片都不能超期配戴。

小　结

通过对配戴者进行问诊,结合眼部检查结果,细致筛查出接触镜的适应证与禁忌证。对适合配戴接触镜的配戴者的验光结果进行度数判断与换算。综合考虑配戴者的检查结果与需求,初步选取适合的镜片。在为配戴者戴上试戴镜后,对戴镜配适情况进行评估,给出改善建议,从而为配戴者选出合适的镜片。把镜片配发给顾客,指导配戴者正确配戴接触镜,正确开展日常护理,并按照随访计划对配戴者进行复诊,保障配戴者健康、舒适、清晰地配戴接触镜。

 练习题(单选题)

1. 传统式镜片,镜片的使用时限超过
   A. 1个月　　　　　　B. 3个月　　　　　　C. 6个月　　　　　　D. 12个月

2. 弹性模量越高的镜片,矫正散光效果
   A. 越好　　　　　　　B. 越差　　　　　　　C. 没有变　　　　　　D. 不定关系

3. 超过多少岁应考虑老视对配戴接触镜的影响
   A. 15　　　　　　　　B. 30　　　　　　　　C. 45　　　　　　　　D. 60

4. 不足多少岁应注意是否能自己正确操作镜片,能否注意个人卫生
   A. 15　　　　　　　　B. 30　　　　　　　　C. 45　　　　　　　　D. 60

5. 以下眼病哪项属于接触镜配戴禁忌证
   A. 慢性青光眼　　　B. 慢性泪囊炎　　　C. 慢性葡萄膜炎　　D. 以上都是

6. 以下哪项职业可以配戴软性接触镜
   A. 化工　　　　　　　B. 冶炼　　　　　　　C. 建筑　　　　　　　D. 医生

7. 以下哪些人适合配戴软性接触镜
   A. 生活邋遢　　　　　　　　　　　　　　B. 在酸性环境中工作的人
   C. 在碱性环境中工作的人　　　　　　　D. 足球运动员

8. 观察接触镜配适的最佳仪器是
   A. 角膜曲率计　　　B. 电脑验光仪　　　C. 裂隙灯　　　　　　D. 电脑焦度计

9. 妊娠期妇女不易发生的情况是
   A. 泪膜的性能变化　　　　　　　　　　B. 角膜的完整性改变
   C. 软性接触镜上蛋白沉淀增多　　　　D. 角膜前突

10. 以下哪种情况不影响接触镜配戴
    A. 类风湿性关节炎　　　　　　　　　　B. 精神病
    C. 心脏病　　　　　　　　　　　　　　D. 孕期

11. 以下使用哪种药物对接触镜配戴没影响
    A. 阿托品　　　　　　B. 避孕药　　　　　　C. 皮质类固醇　　　D. 抗生素

12. DK值反映镜片的
    A. 透氧性　　　　　　B. 湿润性　　　　　　C. 极性　　　　　　　D. 弹性模量

13. 散光为0.75D的配戴者配戴球性接触镜,其球镜需大于
    A. 1.50D　　　　　　B. 1.75D　　　　　　C. 2.00D　　　　　　D. 2.25D

14. 根据经验法,+7.25DS 的验光结果,应配接触镜度数为
    A. +6.50DS   B. +7.25DS   C. +7.75DS   D. +8.00DS

15. 根据经验法,-9.75DS 的验光结果,应配接触镜度数为
    A. -8.00DS   B. -8.75DS   C. -10.75DS   D. -11.50DS

16. 以下哪些是镜片过紧的表现
    A. 中心定位良好   B. 镜片偏位
    C. 镜片移动度过大   D. 瞬目时视力不佳

17. 在镜片确认与检查指导中,下列说法中正确的是
    A. 使用前不需要确认镜片是经消毒的
    B. 镜片在配戴前不需要确认镜片的完整性
    C. 镜片配戴前需确认镜片的正反面
    D. 配戴镜片前不需要洗手

18. 取戴镜片的注意事项中错误的是
    A. 洗净双手   B. 剪短指甲
    C. 涂指甲油   D. 严格分清左右眼镜片

19. 镜片护理的步骤正确的是
    A. 清洁、冲洗、消毒、贮存   B. 贮存、冲洗、清洁、消毒
    C. 消毒、清洁、冲洗、贮存   D. 冲洗、贮存、消毒、清洁

20. 镜片清洁时揉搓应多长时间
    A. 2~3 秒   B. 5 秒   C. 6~8 秒   D. 15 秒

21. 初次配戴接触镜时,建议第 1 天戴镜时间应该为
    A. 4~6 小时   B. 8~10 小时   C. 12 小时   D. 16 小时

22. 随访是必须检查的项目是
    A. 视力   B. 镜片   C. 配适状态   D. 以上都是

23. 首次复查之前强调每日戴镜不超过
    A. 12 小时   B. 14 小时   C. 16 小时   D. 18 小时

24. 在复查时发现镜片过松应如何调整
    A. 增加镜片基弧   B. 减小镜片基弧   C. 减小镜片直径   D. 以上都对

(刘羽翎 张 迪)

第四章 接触镜的特殊应用

接触镜对屈光不正的矫正，与框架眼镜相比，具有特殊的优势。因此除了常规应用之外，它还有一些特殊的应用。接触镜可用于一些特殊眼病的治疗；彩色接触镜具有美容和矫正色盲的效果；硬性接触镜可以矫正高度散光、不规则角膜散光、圆锥角膜等；角膜塑形镜，作为一种特殊设计的硬性透气性接触镜，对儿童的近视进展具有控制作用。

第一节 硬性透气性接触镜

一、学习目标

1. 能初步判断顾客是否适合验配 RGP 镜。
2. 能向顾客介绍 RGP 的优缺点。
3. 能向顾客介绍 RGP 镜的规范验配程序。
4. 了解 RGP 镜的戴镜、摘镜、护理和保养指导。

二、任务描述

硬性接触镜（hard contact lens，HCL）是接触镜中的两大类型之一，包括非透气性硬镜和透气性硬镜。临床上，基本使用透气性硬性接触镜（rigid gas permeable contact lens，RGPCL），称 RGP 镜片。RGP 镜无论从设计、制作，材料及验配方面均有其独特的性质，在临床应用方面与软镜既存在一些共性，如矫正屈光不正，又具有软镜无法取代的应用价值，如镜片材料的透氧性、优质的光学性能、对角膜散光的良好矫正作用、对角膜疾病的屈光矫正等。通过本节学习，了解 RGP，能向顾客做相关的介绍。

三、知识准备

（一）RGP 材料的特性

RGP 材料有三种类型：硅丙烯酸酯、氟硅丙烯酸醋和聚苯乙烯，与软性接触镜相比具有以下特点：

1. 透氧性 RGP 材料 DK 值较高，透氧性较软镜接触镜高。

含水量：RGP 材料含水量非常低，几乎不含水。

2. 表面湿润性 由于 RGP 镜片几乎不含水，如果镜片干燥、表面湿润性差，容易在镜片上形成沉淀物。

3. 抗弯曲性 RGP 材料是"硬性"的，能获得更好的屈光矫正效果。当材料的抗弯曲性差时，镜片容易弯曲

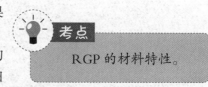
考点

RGP 的材料特性。

变形而影响角膜散光矫正效果。高 DK 值的材料、镜片中心薄、较陡的基弧和大直径光学区设计的镜片抗弯曲性相对差。

(二) RGP 与软性接触镜的差别(表 4-1-1)

表 4-1-1　RGP 与软性接触性镜的差别

	硬性高透氧性接触镜(RGP)	传统软性接触镜
配戴健康安全	高	低
含水性	含水量极少,代谢废物、蛋白质等不容易吸收到镜片内,眼睛不容易感染	含水量大、像海绵一样会吸收水分。代谢废物、蛋白质等容易被吸收到镜片内,久而久之容易引起眼干、过敏或感染
泪液交换	每次瞬目时镜片在角膜表面活动,使泪液能有效冲洗镜片及后面的角膜组织使之保持清洁	由于直径大,瞬目时镜片活动度小,泪液不能有效冲洗镜片后的组织,容易使代谢废物聚集,引起炎症反应
透氧性	非常高,DK 值 80~150,是一般软性隐形眼镜的 4~5 倍,配戴更健康	透氧性相对低。长时间配戴容易使角膜慢性缺氧引起并发症
过夜配戴	透氧性高,可以在医生指导下过夜配戴	一般不过夜配戴
矫正复杂屈光状况	矫正效果非常好,尤其对散光效果尤其显著。可有效矫正高度散光、不规则散光、甚至圆锥角膜等复杂屈光状况	矫正散光效果差、不能矫正不规则散光;无法矫正圆锥角膜等复杂屈光状况
镜片量身定做	是	否
配戴并发症	少	多
镜片寿命	长	短
护理要求	低	高
异物感	早期明显,一般 1 周后适应	早期不明显,长戴后明显
验配技术要求	高	低
花费	短期大,长期少	短期少,长期大

(三) RGP 的配戴适应证和非适应证

1. RGP 镜适应证

(1) 顾客年龄　RGP 镜适用于有需求而又无禁忌证的任何年龄顾客。年龄过小或过大者,建议增加对安全性的监控。

(2) 近视、远视、散光、屈光参差　其中高度近视、远视和散光可优先考虑选择。

(3) 圆锥角膜及角膜瘢痕等所致的高度不规则散光。

(4) 眼外伤、手术后无晶状体眼。

(5) 角膜屈光手术后或角膜移植手术后屈光异常。

(6) 青少年近视快速进展者。

(7) 长期配戴软镜出现缺氧反应或引发巨乳头性结膜炎,而又无法放弃接触镜者。

2. RGP 镜非适应证

(1) 眼表活动性疾患或影响接触镜配戴的全身性疾

考点

　　RGP 的适应证和非适应证。

病等所有接触镜禁忌证。

(2) 长期处于多风沙、高污染环境中者。

(3) 经常从事剧烈运动者。

(4) 眼睛高度敏感者。

(四) RGP 的镜片设计

理想的镜片设计使镜片中心与旁中心区基本与角膜保持平行,具有良好的中心定位和适宜的活动度,而达到理想的配适状态。即视物清晰,感觉舒适,使用持久,泪液循环好,不良反应少。RGP 的设计应包括后曲面形态、基弧、周边弧、镜片厚度、屈光度、镜片直径。

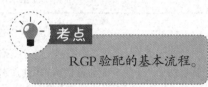

考点

RGP 验配的基本流程。

(五) RGP 镜的规范验配 (图 4-1-1)

1. 问诊和眼部健康检查　通过问诊了解顾客有无配戴禁忌证来选择合适的顾客,问诊的步骤和要求和软镜验配类似。

眼部健康检查也和软镜验配相似。另外,验配前还要告知顾客有关 RGP 镜配戴可能出现的适应性症状、不良反应及注意事项,并获取顾客的知情同意。

2. 眼部相关参数的测量　临床上 RGP 的验配通常采用试片法,根据眼部相关参数的测量结果,选择试戴片进行试戴评估,所以眼部相关参数的测量是成功验配的基础。包括:角膜曲率、睑缘的位置、眼睑的张力、瞬目频率等。

3. 验光　按常规主觉验光方法完成验光。注意验光后得到的散光值是以眼镜平面为原点的眼的总散光,通过顶点转换可换算为角膜前顶点平面的散光,角膜曲率计测定的散光值为角膜前表面中心的散光值,即角膜散光。

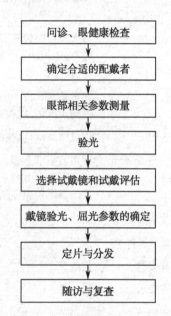

图 4-1-1 RGP 镜的验配流程

4. 诊断性试戴　首先根据前面测定的数据和验光结果选择试戴片,进行评估,然后进行调整,直到使用试戴片获得满意的配适结果 (图 4-1-2~ 图 4-1-4)。

最常见的试戴片为 20 片不同曲率半径的 –3.00D 的镜片,镜片直径为 9.4mm,光学区直径为 8.0mm。最好选用定制厂家提供的与定制片材料相同的试戴片。

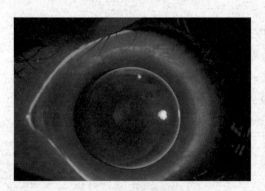

图 4-1-2 平行配适

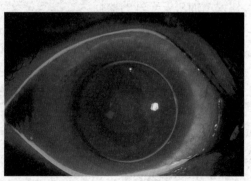

图 4-1-3 陡峭配适状态

5. 镜片屈光度的确定 通过戴镜验光的方式获得 RGP 镜的定片屈光度,所谓的戴镜验光是指在配戴试戴镜片后进行的验光,验光获得的度数为戴镜验光度数。过程同常规主觉验光。

球性 RGP 镜片的度数为试戴镜片的度数(一般为 –3.00D)加上经过镜眼距离换算后的戴镜验光度数。因为戴镜验光所得的度数为眼镜架平面上的度数,所以还需要经过顶点度换算后才可以加到试戴镜的度数上。

6. RGP 镜的处方 RGP 的处方规格一般包括:基弧、屈光度、直径、颜色、商品名(表 4-1-2)。

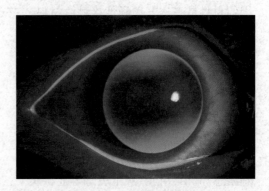

图 4-1-4 平坦配适状态

表 4-1-2 RGP 镜的处方

眼别	BC(mm)	屈光度(D)	直径(mm)	颜色	商品名
右眼	7.9	–5.50	9.6	蓝色	ABC
左眼	7.95	–6.00	9.6	绿色	ABC

7. RGP 护理液 RGP 应使用专用的硬性接触镜护理液,不可与软性接触镜的护理液混用。另外,配戴 RGP 时,可使用湿润剂。湿润剂有一定的黏滞度,起到润滑、保护角膜、湿润及排气泡的作用。戴镜时先滴在镜片凹面;摘镜前滴眼可让镜片活动。

8. RGP 镜盒 镜片必须放置在硬性接触镜专用保存盒中,以防止划伤镜片(图 4-1-5)。镜盒中要充满保存液,保存液具有清洁、消毒、保存镜片的功能,一般使用全能护理液作为保存液。镜盒中的保存液需每日更换,不可重复使用。

镜片保存盒要每日清洁,取出镜片后要用流动的洁净水将保存液彻底冲洗掉,镜盒盖在空气中自然晾干。镜片保存盒应定期更换,一般 3~4 个月更换一个新的镜片盒和吸棒。

9. 吸棒 吸棒是 RGP 镜摘镜的常用工具,使用吸棒摘镜较徒手摘镜容易(图 4-1-6)。

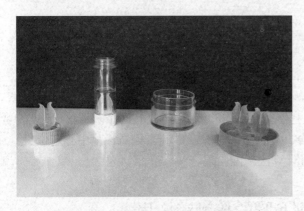

图 4-1-5 硬性接触镜专用保存盒   图 4-1-6 吸棒

10. RGP 镜的护理操作流程(图 4-1-7)。

11. RGP 镜片更换周期 RGP 所用的材料是高透气性硬性接触镜材料，其使用寿命约为 1~1.5 年，应该定期检查更换。

12. RGP 镜的配戴适应 与软镜不同，RGP 需要较长的适应期。每个顾客适应的时间各不相同，一般 10~14 天可以完全适应，个别顾客可能持续一个月左右才适应。适应期内，轻微的刺激感、流泪，对光、灰尘敏感等症状属正常。

每日 RGP 镜的配戴时间应从少到多逐渐增加。可以根据顾客试戴时对 RGP 镜的反应设计一个配戴适应方案（表 4-1-3）。

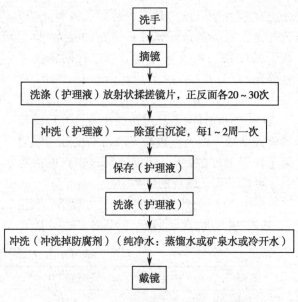

图 4-1-7 RGP 镜的护理操作流程

表 4-1-3 RGP 镜配戴适应方案

时间	配戴时间（小时）	时间	配戴时间（小时）
第一天	4	第五天	8
第二天	4	第六天	8
第三天	6	第七天	10
第四天	6	第八天	10

13. RGP 镜的随访和复查 镜片发放，顾客配戴 RGP 后应定期随访复查，复查周期安排见下。

第一次：配发后的第一周。

第二次：第一次复查的一个月后。

第三次：第二次复查的三个月后。

第四次：第三次复查的六个月后。

以后按计划每 6 个月复查一次。

14. 复曲面 RGP 当角膜散光较显著（>3.00D）时，可使用复曲面（也称环曲面、toric 设计）RGP 验配。复曲面 RGP，在两条主子午线上分别有不同的基弧，所以有两个基弧值，形成内表面复曲面形态，与角膜的复曲面形态拟合，可避免过大的边缘翘起，提高镜片中心定位、稳定性和戴镜舒适度。复曲面 RGP 一般通过计算法来做验配。

第二节 不规则角膜的接触镜应用

一、学习目标

1. 了解不规则角膜散光形成的原因。

2. 了解 RGP 对不规则散光的矫正原理,能向这类顾客推荐 RGP 镜片。

3. 了解需要做角膜地形图检查排除圆锥角膜的临床指征。

二、任务描述

临床上各种原因造成角膜表面形状不规则,会导致角膜前表面的规则性遭到破坏,形成不规则角膜散光。此时顾客视物扭曲,不能用常规的框架镜或者常规软性接触镜来矫正。不规则角膜常常通过配戴硬性接触镜来提高其矫正视力。通过学习,能对一些异常的屈光检查表现向顾客说明,推荐进一步做角膜地形图检查,并做相关接触镜的验配。

三、知识准备

案例 男,36 岁。右眼角膜铁水热灼伤后数月,框架眼镜视力矫正无提高。检查如下:

右眼裸眼视力:0.1

右眼戴镜视力:框架眼镜矫正视力不提高。

裂隙灯检查,右眼角膜鼻下方角膜斑翳(图4-2-1)。

右眼角膜曲率测不出,电脑验光也验不出。其余检查无特殊。

请问:

本案例的情况采用什么屈光矫正方式可能提高顾客的矫正视力?

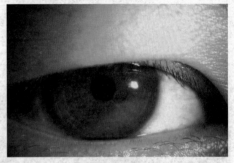

图 4-2-1 角膜铁水热灼伤后

(一) 不规则角膜的表现

1. 角膜结构上的变化 表现出角膜上皮和角膜基质层的异常导致的形态异常,角膜表面有白斑、斑翳、胬肉等。

2. 角膜曲率数值异常 角膜曲率检查会发现数值过高或过低,甚至测不出数值。

3. 屈光状态不规则 检影发现影带的边缘在角膜某些部位弯曲,甚至可见不规则"开合"影动,以致无法获得客观验光结果。

4. 角膜表面曲率不规则 角膜表面尤其是中央光学区不规则,角膜地形图检查可发现角膜形态不规则性增加。角膜地形图可以直接通过统计数值和图形描述来定量这些病变产生角膜的不规则性,是不规则角膜的必备检查设备。

本节案例,我们通过观察其右眼角膜地形图(图 4-2-2),发现该顾客角膜不对称,出现了16.93D 的角膜高度散光。由于角膜高度散光,所以角膜曲率和电脑验光都无法获得准确的检查结果。

(二) 不规则角膜的原因

1. 角膜外伤术后 角膜外伤后常需要角膜创口缝合,缝线的张力和创口愈合时疤痕组织的牵拉会造成角膜出现不规则性改变,角膜地形图也表现为缝线和疤痕周围曲率的不规则变化。而角膜穿通伤后,角膜缝合术后的顾客,因角膜瘢痕牵拉,可造成角膜不规则散光(图 4-2-3)。

2. 角膜移植手术后 许多的角膜疾病最终都通过角膜移植治疗,角膜移植术可以清除病变角膜,替换上透明的角膜移植片,恢复角膜正常的光学区屈光能力。术后角膜移植片和原角膜植床间缝线的张力、交接处角膜瘢痕组织的牵拉都可能产生一定量的不规则散光。

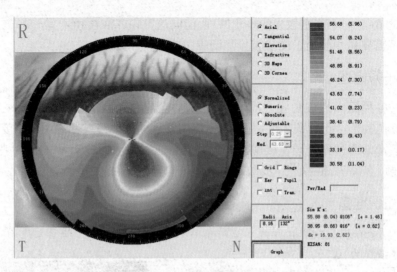

彩图 4-2-2　右眼角膜地形图

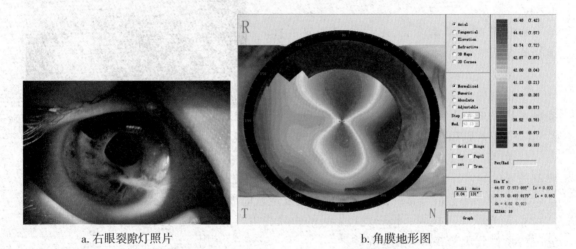

a. 右眼裂隙灯照片　　　　　　　　b. 角膜地形图

彩图 4-2-3　右眼角膜穿通伤,角膜缝合术后

3. 角膜屈光手术后　角膜屈光手术通过手术的方法使角膜的中央光学区变平坦。角膜地形图上表现出屈光手术后角膜中央区域为平坦区,旁中央区往往变得较陡。有些切削区偏离视轴中心,使得角膜表面也是不规则状态,部分角膜屈光手术后的矫正视力低于术前。

4. 圆锥角膜　圆锥角膜表现为角膜的局部区域呈现圆锥状向前突起,突起的圆锥状角膜的曲率明显陡于周边角膜,造成角膜不规则散光,影响框架眼镜的矫正视力。

5. 翼状胬肉　翼状胬肉伸入角膜,其贴附在角膜的表面,胬肉对角膜有一定的牵拉作用,使得受牵拉的角膜的形态发生变化。由于受胬肉影响的角膜变得不规则,也就产生了不规则散光。

6. 其他引起不规则角膜散光的原因　①角膜营养不良;②角膜变性;③角膜炎症后。④手术源性。⑤肿物对角膜压迫。

(三) 不规则角膜的治疗

不规则散光不能使用框架眼镜矫正,目前有效的矫正方式是配戴接触镜,尤其是硬性透气性接触镜(RGP)镜片。对于不能耐受 RGP 镜片的顾客或者矫正效果不佳的顾客,可以考虑接受角膜移植手术。具体根据不规则角膜的病因有不同的治疗选择和方案。

尽管有些顾客在角膜损伤、屈光手术或已被诊断角膜疾病后不愿再配戴接触镜,但接触镜仍是一种安全有效的矫正方法。尤其硬性接触镜可消除角膜表面的不规则性,重建屈光表面,是非常理想的选择。

(四) 不规则接触镜验配中的镜片类型

1. 软性接触镜 软性接触镜能提供一个完整、平滑的光学面. 能矫正部分不规则散光。但由于软镜的顺应性较强,能随着角膜的形状而改变自身的状态,对矫正不规则散光的能力非常有限。

2. 硬性透气性接触镜(RGP) RGP 镜片由于材料的特性,能保持自身固有的形态,硬度越大,矫正不规则散光的效果越好。硬镜与角膜之间的泪液层能很好地发挥出泪液镜的作用,泪液将角膜表面不规则、不平滑的部分填补了,而镜片表面很好地保持自身规则的光学面,故能很大程度地矫正不规则散光(图 4-2-4)。

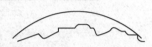

图 4-2-4 RGP 矫正不规则角膜散光示意图

本案例中的顾客,验配 RGP 后,矫正视力提高到 1.0,因热灼伤造成的角膜不规则,由泪液填充(绿色荧光),角膜屈光表面获得重建,获得良好的视觉效果(图 4-2-5)。

3. Piggyback 镜 在软镜上在叠合硬镜,软镜直接和角膜表面接触,硬镜保持外面规则的光学面。由硬镜来矫正角膜不规则散光,而由软镜来改善配戴的舒适度和减少镜片对局部角膜的压迫力。

4. 软硬结合镜 镜片的中央为硬镜材料,周边的裙部为软镜材料。软硬结合镜能较好地解决矫正不规则散光和配戴舒适效果。同时与piggyback 镜的两层镜片相比,软硬结合镜中心不会太厚而影响氧的通过。

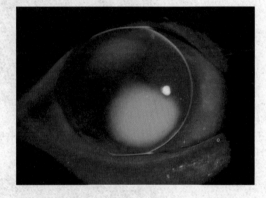

图 4-2-5 角膜热灼伤后的 RGP 验配

(五) 圆锥角膜及其矫正

案例 男,22 岁,双眼视力无痛性、进行性下降 2 年,外院诊断为双眼圆锥角膜。裸眼视力:OU 0.1,框架眼镜矫正视力不提高。双眼角膜裂隙灯照片和双眼角膜地形均可见中央后部角膜垂直张力线(Vogt 条纹),和角膜中央垂直条状斑翳带(图 4-2-6)。

请问:本案例的最佳视力矫正方式是什么?

圆锥角膜,顾名思义其特征是角膜失去正常的弧形,呈现圆锥形态或圆锥形的异常突出变形,从而导致角膜的光学性能严重降低,就像是照相机的镜头发生严重扭曲变形。圆锥角膜是接触镜的适应证。

1. 圆锥角膜的基本特征 圆锥角膜分为原发性和继发性。

(1) 原发性圆锥角膜 主要为中央和旁中央区角膜基质变薄、呈圆锥形突起,双眼先后发病多见。是青少年期较常见的屈光性疑难疾病。

(2) 继发性圆锥角膜 多见于屈光手术后、眼球顿挫伤后。

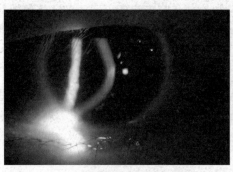 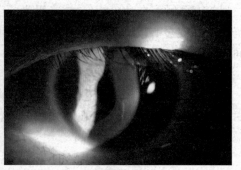

a. 右眼裂隙灯照片　　　　　　　　　　b. 左眼裂隙灯照片

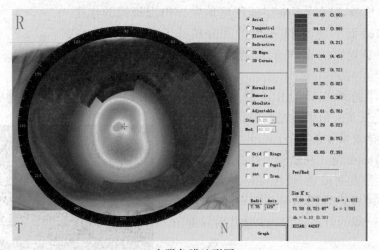

c. 右眼角膜地形图

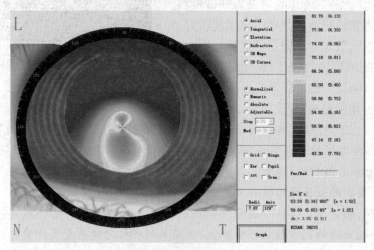

d. 左眼角膜地形图

图 4-2-6　圆锥角膜双眼裂隙灯照片及角膜地形图

2. 早期圆锥角膜的诊断 目前角膜地形图检查是有效的发现早期圆锥角膜的方法。以下情况应常规行角膜地形图检查来明确诊断：

(1) 近视增加速度较快；

(2) 散光较大、斜轴散光；

(3) 散光度数变化较大、增加较多；

(4) 检影时发现有异常的"开合"状不规则影动；

(5) 框架眼镜矫正视力低于正常；

(6) 主觉验光散光度数明显低于电脑验光散光度数；

(7) 单眼有复视。

3. 圆锥角膜的治疗 圆锥角膜的治疗包括：角膜热成形术、表层角膜成形术、板层角膜移植术、穿透性角膜移植术、角膜基质环植入术、角膜胶原交联法和接触镜配戴。相比之下，根据不同病变时期，选择验配不同的接触镜是最简便易行、最有效的治疗方法。国外一些学者甚至提出 99% 的圆锥角膜顾客均应该首先选择使用接触镜，尤其硬性高透气性接触镜（RGP），进行矫正和治疗。

4. 圆锥角膜的 RGP 验配 轻度和部分中度的圆锥角膜可以使用普通球面 RGP 验配，方法同普通球面 RGP 验配。但部分中度和重度的圆锥角膜的圆锥前突过于明显，会影响普通球面 RGP 镜片的验配，镜片的配适不佳影响角膜的生理和配戴舒适度，需要使用圆锥角膜镜片，该类的镜片设计尽可能增加镜片的稳定性，减少镜片对角膜的影响，尽量达到理想的圆锥角膜 RGP 配适（图 4-2-7）。

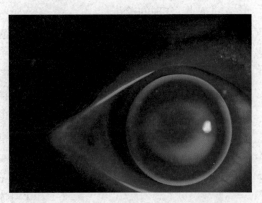

图 4-2-7 理想的圆锥角膜静态配适图

第三节 角膜塑形镜

一、学习目标

1. 了解角膜塑形镜的四弧区设计基本概念。
2. 熟悉角膜塑形镜的适应证和非适应证，能初步筛选适合角膜塑形的顾客。
3. 能向顾客说明角膜塑形镜的基本验配流程。

二、任务描述

角膜塑形镜，简称 OK 镜，是一种特殊的硬性透气性接触镜。是一种采用特殊逆几何形态设计的硬性透气性接触镜，中央平坦而中周边陡峭，镜片与泪液层分布不均，由此产生的流体力学效应改变角膜几何形态，对称地、渐进式改变角膜中央表面形状。通过配戴塑形镜，使角膜中央区域的弧度在一定范围内变平，从而暂时性降低一定量的近视度数，是一种可逆性非手术的物理矫形治疗方法。通过学习，了解角膜塑形镜，了解验配流程、评估方法等，了解角膜塑形镜与常规接触镜或 RGP 的差异。

三、知识准备

(一) 角膜塑形术历史与发展

随着 20 世纪 50 年代开始的 PMMA 硬性接触镜的设计与应用,有学者尝试用较平坦的接触镜配戴时,更改变角膜曲率,使角膜率平坦化而改变屈光度数。并且通过一副又一副更平坦的硬性接触镜的配戴,能加大角膜曲率的"压平化"而减少更多的近视度数,形成了早期的角膜塑形的概念。20 世纪 90 年代早期,出现了周边镜片比角膜曲率更陡的反角膜形态的"倒几何"设计,塑形效果大幅提高,而称为"现代角膜塑形术"。

我国于 1998 年引进角膜塑形镜,当时各级医院和眼镜店都进行了广泛验配,但当时我国视光学的水平整体较低,对角膜塑形术的认识不够,许多单位在不具备验配条件的情况下便大规模开展。全国出现了多起角膜塑形镜验配和使用问题、给配戴者造成伤害的情况,如配戴角膜塑形镜后发生视觉模糊、眼睛红痛等症状。严重者发生阿米巴原虫、绿脓杆菌等感染角膜,严重的甚至造成角膜穿孔,经媒体报道后产生极其严重的影响,甚至影响了角膜塑形镜的正常、合理的验配。

鉴于此,国家食品药品监督管理局对这个行业进行了整改,下达了一系列法规制度,对角膜塑形镜验配进行严格的监督管理。

近年来,我国的角膜塑形镜的验配规模得到了很大的发展,大量的研究证明角膜塑形对青少年近视进展有明确的控制作用,其存在一定的客观市场需求。

(二) 角膜塑形的设计

现代角膜塑形镜采用四弧区设计,分别为:基弧区(又称中央光学区或治疗区)、反转弧区、定位弧区(又称配适弧区)和周弧区(图 4-3-1)。

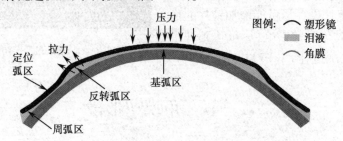

图 4-3-1 角膜塑形四弧区示意图

基弧区(BC),对角膜的中央区施以下压的力量——决定近视矫正的降幅。

反转弧区(RC),通过泪液流体效应对角膜组织产生外拉的作用——决定角膜塑形的速度。

定位弧区(AC),保障光学中心的稳定性——保证镜片定位正位、保证塑形矫正效果。

周弧区(PC),有利于泪液的顺畅交换——提高戴镜安全性。

(三) 配戴者选择

角膜塑形对适配人群条件有一定的限制,不是每一个人都适合配戴角膜塑形。严格筛选角膜塑形对象是验配师的重要职责,更是验配成功的第一步。验配师要随时牢记,不符合条件的坚决不勉强验配角膜塑形镜。角膜塑形镜的适应证和非适应证如下:

1. 适应证

(1) 应均为近视和规则散光顾客,并符合以下基本情况:①近视量可矫正范围在 −0.25~

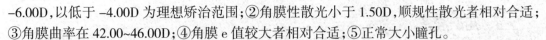

–6.00D,以低于 –4.00D 为理想矫治范围;②角膜性散光小于 1.50D,顺规性散光者相对合适;③角膜曲率在 42.00~46.00D;④角膜 e 值较大者相对合适;⑤正常大小瞳孔。

（2）顾客能够理解角膜塑形镜的作用机制和实际效果,并有良好的依从性,能依照医嘱按时复查并按时更换镜片。

（3）可适合于近视度数发展较快的少年儿童,但未成年儿童需要有家长监护,并确定具备镜片配戴应有的自理能力。年龄过小（<8 岁）儿童如有特殊需求,由医师酌情考虑并增加对安全的监控。

2. 非适应证

（1）眼部或全身性疾患,这是所有接触镜配戴的禁忌证。

（2）无法理解角膜塑形镜矫治近视的局限和可逆性。

（3）屈光度数和角膜状态不符合前适应证（1）中的①~④,同时期望值过高,超出角膜塑形镜的治疗范围。

（4）角膜敏感度高的顾客。

（5）依从性差,不能按时复查,不能按照医师的嘱咐认真护理、清洁和更换镜片。

(四) 角膜塑形的基本验配流程

1. 验配前检查 基本验配流程与 RGP 镜验配相同,此外角膜地形图、角膜内皮和眼轴长度等作为重要的检测内容。

2. 镜片选择 镜片的选择包括种类选择、试戴镜选择、镜片参数选择。不同品牌的角膜塑形镜因材料、设计不同,有其特定的试戴片系统,试戴镜不可通用,必须采用同类品种的试戴镜。镜片选择的关键参数为镜片直径、镜片基弧、包括平行弧和反转弧等中周边弧度、预期降低度数,若为日戴类型,则需要考虑镜片屈光度。

3. 镜片参数选择和验配流程（图 4-3-2）。

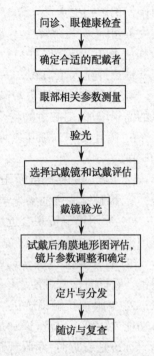

图 4-3-2 角膜塑形镜的验配流程

第四节 老视的接触镜应用

一、学习目标

1. 了解老视者的眼睛生理特点与接触镜验配的关系。
2. 了解常见的老视接触镜矫正方式。

二、任务描述

老视一般在 40 岁后出现,表现为阅读和近距离工作视物不清,是一种生理现象。目前,多数老视采用框架眼镜矫正,少数人采用接触镜矫正。然而随着接触镜的普及,目前正在配戴接触镜的群体开始老视,采用接触镜矫正老视也将成为未来老视矫正的发展趋势。通过本节的学习,了解接触镜在老视的应用,能向老视者说明接触镜矫正老视的方法。

三、知识准备

(一) 老视者的眼睛生理特点与接触镜验配

1. 角膜和睑缘的敏感性下降　随年龄增加,角膜的知觉和眼睑敏感性降低,虽然可增加配戴接触镜时的适应性和主观舒适度,但也同时会降低当发生相关眼部并发症时的敏感性而容易贻误病情。

2. 眼睑张力弱　年龄增大后,眼睑皮肤弹性降低,造成眼睑张力减弱或上睑下垂。配戴接触镜时,眼睑与镜片的关系发生变化,对镜片夹持力下降,影响镜片的中心定位和配适,对硬镜的影响更大。

3. 泪液质量下降　中老年人的泪液分泌组织、结构可能出现萎缩,会造成泪液分泌的质和量下降。戴镜时容易产生干燥感和异物感。如要配戴接触镜,可采用频繁抛弃型接触镜并适当补充人工泪液。

4. 角膜内皮细胞数量减少　随着年龄增大,角膜内皮细胞减少,功能降低,中老年人对氧的需求增加,对缺氧的耐受程度降低,需要使用高透氧的接触镜做验配。

5. 瞳孔变小　随年龄增加,人的瞳孔逐渐变小,可利用这一特点做多焦点老视接触镜的验配。

(二) 老视的接触镜矫正

1. 接触镜联合框架光学眼镜矫正

(1) 远用接触镜联合近用框架眼镜:采用接触镜矫正远视力,根据近附加光度验配单焦近用框架眼镜或渐变焦眼镜。这是为老视接触镜配戴者最常采用的矫正方法,成功率较高。

(2) 近用接触镜联合远用框架眼镜:采用接触镜矫正近视力,在此基础上验配远用框架眼镜。看近时配戴者使用该近用接触镜,看远时加戴框架眼镜。

2. 单眼视接触镜矫正　主视眼足矫正验配接触镜,作为看远使用;辅助眼则根据其调节功能欠矫正一定量(通常是 1.50~2.00D)成为一个"低度近视眼"作为看近使用。这样,不论看远还是看近时,双眼视觉清晰度会不同,但视觉中枢可以选择性地抑制模糊眼影像,而接受另一眼的清晰影像。因此,配戴者看远看近都能获得清晰的视力。但是,这种方法矫正时,总是有一眼的影像受到视觉中枢的抑制,所以会影响双眼立体视功能,而且需要适应单眼视状态。

3. 双焦点和多焦点接触镜　具有视远区和视近区的接触镜,称为双焦点接触镜。而同时具有视远、视中和视近区的接触镜,则是多焦点非球面接触镜。双焦和多焦点接触镜根据材料的不同也分为软性和硬性接触镜;根据设计原理的不同可分为同心双焦、非球面多焦设计和转换视设计接触镜。

第五节　治疗性接触镜

一、学习目标

1. 了解治疗性软性接触镜的作用机制。
2. 了解可使用治疗性软性接触镜的疾病。

二、任务描述

软性接触镜主要用于矫正屈光不正,也可以用于作为一种光学绷带来治疗某些角膜病变,即治疗性接触镜。另外,也可以利用软镜的亲水特性,将其作为药物载体,起到药物缓释和增加局部药物浓度的作用。通过本节的学习,了解治疗性接触镜的基本应用。

三、知识准备

案例 男,24 岁,右眼角膜破裂伤缝合术后拆线 1 天(彩图 4-5-1),自觉右眼疼痛,刺激感强。

问题:这样的情况能否将软性接触镜作为治疗性接触镜使用?

使用硅水凝胶软性接触镜配戴后 1 周,角膜水肿消失,瘢痕愈合良好(彩图 4-5-2)。

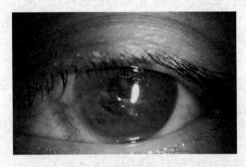 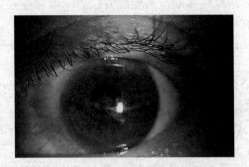

彩图 4-5-1 角膜破裂伤缝合线拆除后　　彩图 4-5-2 硅水凝胶软性接触镜使用后 1 周

(一) 治疗性接触镜的作用

1. 隔离作用　角膜上有丰富的神经末梢分布,如丝状角膜炎、角膜上皮缺损、大泡性角膜病变等都会引起神经末梢激惹造成疼痛症状。配戴软性接触镜时,可以阻止眼睑对角膜的刺激,而明显减轻疼痛症状。

2. 绷带作用　接触镜附于角膜表面起到了如同绷带一样的稳定、固定作用,同时也利于角膜上皮保持稳定,促进上皮快速愈合。本节的案例,配戴硅水凝胶软性接触镜促进角膜创伤的过程中,软镜起到的就是绷带作用。

3. 湿润作用　配戴软性接触镜时,减少角膜表面泪液的蒸发,保持角膜表面相对湿润的环境。

4. 吸载效果　利用软性接触镜亲水、吸水特性,镜片吸收水分同时也吸载了部分药物,在配戴后再缓慢地释放,使药物在眼表保持更长的有效浓度,可以减少药物滴眼的次数,利于角膜疾病恢复。

(二) 治疗性接触镜片的分类

主要有水凝胶软镜和胶原膜镜片两类。水凝胶镜片由于有柔软、亲水的特性,为理想的治疗性接触镜,使用较广泛。胶原膜镜片多用于角膜手术后,促进手术创面恢复,材料为生物凝胶,质地柔软,配戴舒适。

(三) 适应证

1. 大泡性角膜病变,配戴软镜可以减少疼痛,促进角膜上皮的愈合。角膜屈光手术后,尤其是 PRK 术后角膜上皮被刮除,部分神经裸露引起明显疼痛。

2. 术后配戴接触镜可明显减少疼痛,促进上皮的生长。

3. 反复性角膜上皮糜烂 配戴软镜可减少疼痛、促进愈合。

4. 持续性角膜上皮缺损 各种原因造成角膜部分上皮长时间的缺损,多为角膜暴露引起。配戴软镜,防止暴露,有利愈合。

5. 穿孔性角膜外伤 配戴接触镜可以加速前房形成,保护创口和预防感染,同时方便通过透明的接触镜观察角膜愈合情况。

6. 眼睑闭合不全 眼睑异常、面神经瘫痪、恶性突眼等可导致眼睑闭合不全。配戴接触镜可以起保湿作用。

7. 干眼 出现干眼症状的可以通过镜片的保湿功能来缓解症状。

(四) 镜片验配要点

治疗性接触镜的验配方法与一般软性接触镜的验配相同,但随治疗的目的不同在验配中有一些注意要点。

1. 用于隔离和作为绷带用途的治疗性接触镜

(1) 根据疾病类型选择不同直径的接触镜:治疗角膜中央病变时,可选择小直径镜片,只要镜片能直接覆盖患区即可;对于治疗周边角膜病变时可以选择大直径镜片,避免镜片边缘对病变位置的摩擦和刺激。

(2) 在治疗反复角膜上皮糜烂时,应选择相对较紧配适的镜片,可以减少镜片在角膜上的活动度,利于角膜上皮的愈合。

(3) 一般要选择高含水量的镜片,以提高配戴的舒适度和增加氧的透过率。

(4) 镜片必须每天清洁、消毒和冲洗,并及时更换新的镜片,避免发生由于配戴接触镜而引起的并发症。建议缩短镜片的更换周期更安全。

2. 用于湿润用途的治疗性接触镜

(1) 选用低含水量的镜片减少镜片对泪液的吸收,也利用其吸收和释放水分速率相对较慢的特点,镜片覆盖角膜减少泪液的蒸发。

(2) 可以合并滴用人工泪液、舒适液和润滑液。

(3) 镜片必须充分清洁、消毒和冲洗,及时更换新镜片,可以一日更换 1~2 次。

(4) 一般使用频繁抛弃型镜片。

3. 用于吸载缓释用途的治疗性接触镜

(1) 镜片吸载药物的量由镜片的厚度决定,厚镜片吸载药物量大,药物浓度高。

(2) 镜片吸载的药物释放的速率和镜片含水量有关,含水量越高,镜片释放药物速率越快。

(3) 根据治疗需要选择适合的镜片厚度和含水量。

第六节 彩色接触镜

一、学习目标

了解彩色接触镜的临床应用和验配要点。

二、任务描述

彩色接触镜是有颜色的接触镜。彩色接触镜可以增加镜片的可辨性,易于护理操作,或改变眼的颜色,达到美容的目的。通过本节的学习,了解彩色接触镜的在眼科临床的应用。

三、知识准备

案例 女30岁,因右眼角膜白斑(彩图4-6-1)、眼球萎缩多年,希望改变眼睛异常外观,来咨询是否有适合的接触镜能解决。

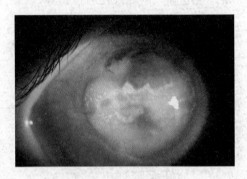

图4-6-1 角膜白斑

(一) 彩色接触镜的临床应用

1. 易辨认 很多的软性接触镜都是浅蓝色而不是完全透明的,目的是增加镜片的可辨认性,易于护理操作。还可以左右眼分别选用不同颜色的材料来避免混淆。

2. 美容用途 通过有一定浓度颜色的镜片来改变虹膜的表现的颜色,具有美容效果(图4-6-2)。对于角膜白斑、严重的白内障可做美容片来遮盖外观颜色变异的眼表。本节案例中的角膜白斑影响外观的顾客通过配戴美容遮盖接触镜,获得了正常的眼球外观(图4-6-3)。

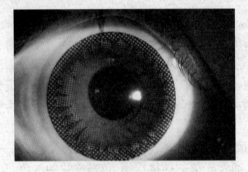

图4-6-2 美容性接触镜

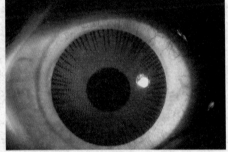

图4-6-3 美容遮盖接触镜

3. 治疗用途 对于虹膜缺损可通过彩色接触镜来改善外形和形成人工瞳孔提高视力。不透明的接触镜也可用于弱视者做完全遮盖;红色接触镜也用于提高色盲者对不同颜色的辨别力。

(二) 彩色接触镜的特性

1. 透光率 彩色接触镜的透光率受其颜色的影响,用于增加镜片可辨认性的浅色镜片,透光率可达95%,而用于改变虹膜表现颜色的美容镜片透光率为75%~85%。用于遮盖的美容镜片则完全不透光。

2. 镜片设计 镜片周边1.5mm的边缘部分是透明的,边缘部分镜片是覆盖在巩膜上的,这样可以避免改变巩膜颜色而影响美观(图4-6-4)

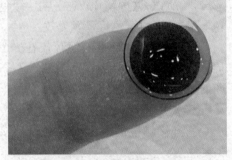

图4-6-4 彩色接触镜的镜片设计

3. 透氧性　镜片着色不影响镜片的透氧性。

(三) 彩色接触镜的验配

彩色接触镜的验配流程、方法、护理宣教和随访同普通软性接触镜，镜片的着色不影响镜片的配适。镜片的理想配适状态为：镜片完全覆盖角膜；中心定位良好，有理想的活动度；镜片无色瞳孔区与瞳孔对位良好、一致；镜片不影响视力和视野，外观无色泽异常。

第七节　接触镜与色盲

一、学习目标

1. 了解接触镜矫正色盲的原理。
2. 了解接触镜矫正色盲的验配要点。

二、任务描述

色盲患者对颜色的分辨力差，通过配戴色盲接触镜可以在一定程度上矫正色盲。通过本节的学习，学会向色盲患者推荐相关的接触镜。

三、知识准备

(一) 接触镜矫正色盲原理

视网膜对不同波长光的感受特性称为色觉，色觉是视网膜锥细胞的功能。当锥细胞缺失或代谢异常时，会导致眼睛全部或部分丧失辨色能力，就形成了色盲或色弱。全色盲仅对黑、白、灰色具有感知能力。单色盲对某种颜色及其补色的辨别能力丧失，单色盲分为红色盲、绿色盲和蓝色盲。色弱则表现为辨色迟钝。假同色图检查是最常用、最简单的色觉检查方法。色盲患者不能正确辨认隐藏在图中的数字或图案；色弱患者虽能辨认，但表现为辨认时间长或辨认困难。

颜色有三种属性：色调、明度、饱和度，若改变其中之一，人眼对颜色的感受就会发生变化。色盲患者在非主导眼配戴红色的接触镜，通过光谱的拮抗作用，色盲镜片的红色与可见光中的光谱单色叠加，配戴红色接触镜的眼只能看到红色光，完全看不到绿色光，而主导眼通过对比则可分辨绿色光，经过中枢神经系统的整合后患者可在一定程度上分辨红色和绿色。但患者对红色和绿色的感受仍与正常人不同，这种方法实际上并不能改善其对自然环境中的色彩分辨，所以，这种镜片仅限于红/绿色盲和红/绿色弱患者，而对全色盲患者无效。

多数的色盲接触镜，镜片仅在光学区染色，而周边的镜片部分透明(图 4-7-1)。这样不会改变巩膜的颜色从而配戴时对眼睛外观的影响不大。

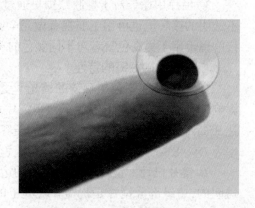

图 4-7-1　色盲接触镜

(二) 色盲接触镜的验配

色盲接触镜的验配同常规软性接触镜验配。但要注意：

1. 配戴色盲镜片后透光率下降，在一定程度上可能影响视功能。

2. 非主视眼配戴红色接触镜,优势眼不戴镜或配戴绿色接触镜。

3. 如果镜片仅在光学区染色的,要求镜片中心定位好,镜片移动度相对较小,镜片配适宜稍紧。

第八节　接触镜与运动

一、学习目标

1. 熟悉接触镜较框架眼镜配戴的光学优势。

2. 了解运动用接触镜的验配要素。

二、任务描述

与框架眼镜相比较,接触镜矫正的方式在运动时有非常明显的优势。配戴者不用担心运动中的碰撞造成框架眼镜损坏而受伤,而且接触镜矫正视觉质量好、外观自然、视野宽阔、周边视野不变形、对立体视觉影响小,接触镜常常是运动者的首选屈光矫正方式。通过本节的学习,了解接触镜较框架眼镜的光学优势,能向有相关运动需求的顾客推荐接触镜。

三、知识准备

(一) 接触镜在运动中的优势

1. 视野　戴框架眼镜时,配戴者由于受到框架、镜片类型的影响而视野会发现改变,负镜片使得戴框架镜后的注视视野扩大(图 4-8-1),而正镜片使得戴框架镜后的注视视野缩小(图 4-8-2)而戴接触镜时,视野与裸眼视野基本相同。

考点

　　戴接触镜与框架眼镜的视野差异。

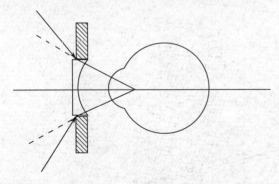

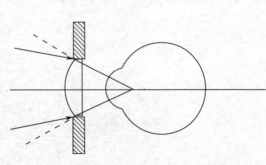

图 4-8-1　戴负镜片后视野扩大,周边产生环形复像区　　图 4-8-2　戴正镜片后视野缩小,周边产生环形盲区

2. 棱镜效应　戴框架眼镜看近物时,由于视线向内而偏离眼镜光学中心产生棱镜效果,改变会聚需求。负镜片产生底在内(BI)的棱镜效果,可减少对会聚的需求(图 4-8-3);

93

正镜片产生底在外(BO)的棱镜效果,增加对会聚的需求(图4-8-4)。接触镜与角膜相贴附并跟随眼球运动,其光学中心与视轴基本保持一致,棱镜效应非常小,看近物时几乎与裸眼相同,对会聚需求几无影响。

考点

戴接触镜与框架眼镜产生的棱镜效应差异。

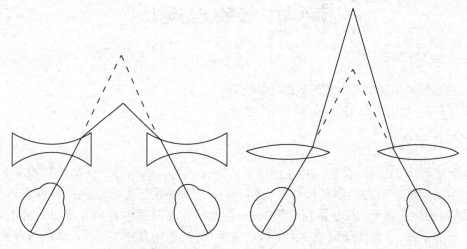

图4-8-3 负镜片产生BI的棱镜效果,减少对会聚的需求

图4-8-4 正镜片产生BO的棱镜效果,增加对会聚的需求

3. 眩光 戴框架眼镜时,光线在镜片表面和镜片内反复反射和折射而产生眩光(图4-8-5),影响视觉质量。接触镜由于与角膜相贴基本上没有框架眼镜的眩光现象,视觉质量更好。

4. 放大率 接触镜放大率比框架眼镜小很多,利于屈光参差者双眼融像,减少立体失真感觉。

运动时,除了获得更好的视觉质量外,配戴接触镜也相对安全,不会出现框架眼镜因镜架及镜片破裂而导致面部外伤和眼球穿通伤。也可同时配戴防风镜、太阳镜或护目镜;也很少滑脱,不起雾,不受汗水、雨水的影响。

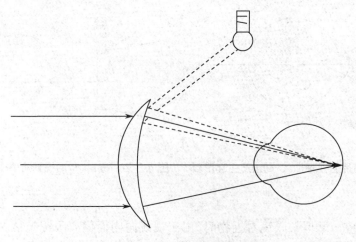

图4-8-5 戴框架眼镜时产生眩光

（二）接触镜与常见运动

1. **水上运动**　一般不推荐水上运动者配戴接触镜。如确实需要,应尽量配戴软镜,并同时配戴游泳镜或眼罩。在水中配戴接触镜容易镜片丢失。

由于软镜的亲水性,水中一些致病微生物易被软镜吸附而可能造成镜片污染、角膜感染。

水下的气压相对高,在结束运动减压后镜片可能会出现气泡,配戴者也常常会有眼睛不舒适、眩光和视力下降等症状。

运动结束后应用湿润液冲洗眼睛,最好待镜片活动恢复后再摘镜,并使用较强的表面活性清洁剂清洗镜片,用较强的消毒液对镜片进行消毒以减少水中微生物的污染。建议使用日抛型镜片,用后即丢弃。

2. **户外运动**　风沙大的环境中运动时配戴 RGP 镜,沙尘容易进入镜片下,会突然出现的异物感和不适,严重者甚至导致角膜或镜片划伤。

低湿度环境容易造成软性接触镜(尤其是高含水的接触镜)干燥或脱水,引起眼干不适和视力下降。

在高海拔地区建议配戴防紫外线功能的镜片,否则较强紫外线可能导致角膜的光损伤。

较剧烈的运动如足球、篮球等,眼球和身体运动幅度和速度较快,镜片容易在运动中偏位或丢失。

3. **室内运动**　室内运动的人工照明可引起眩光,配戴接触镜可以减少眩光。室内如是空调环境则空气干燥,容易会引起软镜干燥脱水。

（三）运动使用的接触镜验配要素

运动用接触镜验配同普通软性接触镜,但要注意:

1. 在高海拔低气压、低氧环境,接触镜配戴者会容易缺氧,应该选择透氧性较高的镜片。

2. 在高温或低湿干燥的环境应选择低含水软镜或 RGP 镜,避免镜片脱水过多。

3. 为运动者验配接触镜,应保证镜片稳定、良好的中央定位,即使在眼位和体位发生变化时,镜片仍能保持稳定,而获得稳定、良好的动态视力。

小　　结

接触镜也可以用于治疗眼病、矫正老视、眼部美容,甚至对色盲患者有一定的矫正作用。硬性透气性接触镜(RGP),具有高透氧,泪液交换良好,对不规则角膜散光、圆锥角膜等复杂屈光不正矫正有良好的矫正效果。而角膜塑形镜能暂时性降低近视度数,长期配戴对儿童近视进展有延缓控制作用。

 练习题（单选题）

1. 与软镜相比 RGP 的主要优点不包括
   A. 高透氧性　　　　　　　　　　B. 有较好的泪液交换
   C. 初始戴镜时更舒适　　　　　　D. 可矫正复杂屈光不正
2. 下述那一个案例不适合配戴 RGP 镜
   A. 30 岁的煤矿工人

    B. 早期圆锥角膜顾客

    C. 有轻度干眼症状的办公室白领,27 岁

    D. 双眼均 −9.00D 的高度近视顾客

3. 球性 RGP 镜验配过程中,最主要的镜片设计参数不包括哪个

    A. 基弧　　　　　　B. 光度　　　　　　C. 直径　　　　　　D. DK/L

4. 下列陈述错误的是

    A. 早期圆锥角膜也可以用软镜矫正视力

    B. 软镜护理液和硬镜护理液可互换使用

    C. 软镜对高度散光的矫正效果差

    D. 与软镜相比 RGP 镜更容易引起眩光

5. 引起不规则角膜的常见原因不包括

    A. 圆锥角膜　　　　B. 角膜外伤术后　　　　C. 翼状胬肉　　　　D. 沙眼

6. 临床上复杂的不规则接触镜的验配不包括哪些镜片类型

    A. RGP　　　　　　B. piggyback 镜　　　　C. 软硬结合镜　　　　D. 高透氧性软镜

7. 下述那个情况可不必进一步做角膜地形图检查来排除圆锥角膜

    A. 高度角膜散光　　　　　　　　　　B. 高度近视

    C. 角膜曲率异常　　　　　　　　　　D. 角膜散光连续发生变化

8. 下列顾客的验光处方均为 −3.00D,请问下列哪个近视顾客最适合验配角膜塑形镜

    A. 10 岁农村儿童,依从性差

    B. 20 岁青年,反复过敏性结膜炎

    C. 15 岁本地青少年,近视度数增加快,日常喜欢运动

    D. 30 岁女性,不能耐受 RGP

9. 在配戴角膜塑形镜的顾客中,最严重的并发症为

    A. 角膜点状染色　　B. 眼前节感染　　　　C. 镜片压痕　　　　D. 角膜基质水肿

10. 下面哪种情况,可以配戴 RGP

    A. 感冒、发热　　　B. 过度疲劳　　　　C. 游泳、搏击　　　　D. 伏案工作、学习

11. RGP 的多功能护理液一旦开封使用,多长时间就要更换新的

    A. 一个月　　　　　B. 三个月　　　　　C. 半年　　　　　　D. 一年

12. 安全配戴 RGP 镜,以下说法正确的是

    A. 应避免用手去揉搓眼睛

    B. 按照标准的操作进行镜片的日常护理和配戴

    C. 每次配戴前检查镜片是否有缺口或裂痕,排除安全隐患

    D. 以上说法都正确。

13. 下面哪类人群配戴塑形镜比较安全

    A. 妊娠妇女

    B. 严重糖尿病患者

    C. 急、慢性鼻窦炎患者

    D. 全身健康,有良好卫生习惯的低度近视儿童

(梅　颖)

第五章　接触镜常见问题及处理

接触镜附着在结膜与角膜的表面,当配适不良、护理操作不规范、镜片沉淀物增多、镜片老化破损等均易引起并发症。本章将对配戴接触镜引起的常见问题进行描述,并引导同学们针对常见的并发症进行分析,初步建立临床思维能力,能正确认识并处理并发症,更好的预防并发症的发生。

第一节　视觉质量下降的原因及处理

一、学习目标

1. 熟悉配戴接触镜后引起视觉模糊的原因。
2. 熟悉配戴接触镜后引起视觉模糊的处理方法。

二、任务描述

接触镜作为一种重要的光学器具,已有近百年的应用历史。通过配戴接触镜矫正远视、近视和散光,提供给顾客良好的矫正视力,是接触镜设计和使用的基本目的。但是接触镜镜片原因、配适不当、屈光度配适错误等均可直接导致视觉模糊。通过了解接触镜所致视觉模糊的原因和处理方法,可以更好地指导顾客使用接触镜。

三、知识准备

配戴接触镜引起视觉模糊的原因及处理如下:

(一) 镜片原因引起的视觉模糊

1. 镜片损伤　镜片损伤包括镜片的污损、磨损、老化变形等。当镜片使用时间过长或清洗保养不当时镜片表面会出现蛋白质、脂质等沉淀物,会影响镜片的透明度,引起视觉模糊。当镜片表面磨损严重时,镜片呈毛玻璃状,透明度下降,引起视觉模糊。镜片的老化变形,光线通过镜片时即产生折射和散射,出现视物变形模糊等。

处理方法:对于污损的镜片需要分析镜片污损的原因,具体问题具体分析,认真辅导顾客清洗和护理镜片,定期做镜片清除蛋白处理。对于磨损、老化变形的镜片则需要更换新的镜片。

2. 镜片透光率和折射率　正常透明接触镜材料的透光率为92%~98%。影响镜片透光率的因素包括接触镜高分子材料的聚合程度、水合程度及纯净度等。镜片透光率越低,镜片对光线的反射和散射就越多,透过镜片所成像的像差就越大,顾客的视觉越模糊。接触镜镜片的折射率与镜片的厚度和含水量相关。不同折射率对成像质量影响不同,任何光学的杂质、半透明和不透明的区域都会引起光线散射,当配戴这种镜片时,会引起视力模糊、纱幕样眩光和光线损失。

处理方法:厂家需要改进镜片材料的成分、构成,不断提高镜片材料的聚合程度、水合程度及纯净度以最大限度地提高镜片的透光率,减少像差。同时在镜片的屈光设计中应充分考虑到镜片水合后折射率的变化,充分考虑镜片折射率、含水量和镜片厚度的相关性、平衡性,提高镜片成像质量。向顾客推荐接触镜时也应当考虑镜片的透光率和折射率。

3. 镜片表面干燥 湿润性好的镜片表面不干燥,镜片表面泪液膜稳定,配戴舒适,视物清晰。湿润性差的镜片,镜片表面干燥,泪膜不稳定,镜片反射、散射增加,成像的像差增大,引起视觉模糊,产生视力的波动。

处理方法:更换湿润性好的镜片,以增加泪液膜的稳定性,从而视物清晰。使用润眼液如人工泪液等,补充泪液膜,增加舒适性,提高视力。

4. 镜片配戴错误 接触镜一般是无色透明的,不易于分辨,所以经常出现顾客左右眼戴反,或者镜片正反面反转的情况。镜片质量检测控制不严,成品屈光度有误差或出厂镜片配送错误等均可能导致配戴后视觉模糊。

处理方法:发放镜片前应先核查顾客姓名、性别、年龄,接触镜屈光度、基弧、含水量等,以保证顾客拿到的是验光师给出的该顾客的处方镜片。提高顾客自我护眼意识,养成每日自我检查,对比两眼清晰度和舒适度的良好习惯。发现异常能及时就诊接受检查,及时解决问题。

(二) 配适不良引起视觉模糊

当镜片配适不良时,可引起视觉模糊,特别是在散光软镜,RGP 镜片顾客。当镜片配适过松,镜片定位不良,瞬目后镜片下滑,光学区不在瞳孔区,从而出现视觉模糊。当镜片配适过紧,瞬目前模糊,瞬目后泪液进入镜片下出现泪液补偿镜因而视物清晰。

处理方法:出现镜片定位不良,镜片配适过松,更换镜片类型,减少镜片基弧或增加镜片直径,使镜片定位居中。镜片配适过紧,增加镜片基弧或减少镜片直径。

(三) 屈光度矫正错误引起的视觉模糊

屈光度矫正错误包括验配过程不当出现过矫、欠矫、残余散光、散光镜片的散光轴位误差、度数换算不正确等。不论是过矫还是欠矫都会引起顾客的不适感和视觉模糊,散光镜片轴位的偏差也会导致头晕、视物变形和视觉模糊。

处理方法:认真重复验光,充分试戴后再次片上验光,在验光师和顾客均满意的前提下给予正确的接触镜处方,杜绝屈光度错误。

(四) 角膜损伤引起的视觉模糊

配戴接触镜后由于镜片特别是硬镜片机械损伤角膜,接触镜透氧性差导致角膜缺氧,顾客的卫生习惯不好,镜片使用时间过长,镜片沉淀物过多,非感染性慢性炎症刺激,镜片镜盒清洗不干净滋生病原微生物等引起感染性角膜炎,均可引起角膜上皮脱落、角膜水肿,严重者引起角膜溃疡、穿孔等,从而引起视觉模糊甚至失明。

处理方法:注意卫生习惯,取戴前后需洗手,防止病原微生物感染。镜片镜盒需清洗干净。定期检查眼睛健康,防止角膜上皮点染、角结膜炎的发生。定期检测镜片,观察镜片是否破损、是否有沉淀物等。如果配戴接触镜后,有眼部的不适感,如眼睛红痛、畏

考点

配戴接触镜引起视觉模糊的原因及处理。

光、流泪、异物感、分泌物、视觉模糊等症状则需要立即停戴接触镜,及时到眼科门诊检查治疗。

现将配戴接触镜引起视觉模糊原因及处理方法总结如表 5-1-1:

表 5-1-1 配戴接触镜引起视觉模糊原因及处理

症状	原因	处理
持续性视力模糊	配戴者屈光度变化	重新验光,检查屈光度是否准确,顶点屈光度换算是否正确
	验光错误或顶点屈光度换算错误	
	镜片左右眼戴反	重新配戴
	镜片正反面戴反	
	散光矫正不充分	试戴厚软镜、散光软镜或 RGP 镜
	镜片参数变化或材质老化	更换镜片
	镜片光学区沉淀物	
视力波动	表面干燥	使用润眼液;更换镜片
	表面破损	更换镜片
	配适不良	改变镜片基弧或直径
	巨乳头性结膜炎	停戴;减少配戴时间;加强护理
	角膜水肿	更换透氧好的镜片
视物重影	配适不良	改变配适松紧状况
	散光矫正不充分	试戴厚软镜、散光软镜或 RGP 镜
眩光 / 光晕	配适不良	镜片中心定位不良
	角膜水肿	更换透氧好的镜片

四、实施步骤

按照配戴接触镜顾客就诊流程图(图 5-1-1)进行操作。

1. 准备 诊室及检查设备。

2. 问诊 详细询问来诊目的(主诉)、现病史、既往史、戴镜史、个人史等并正确记录检查结果。

3. 检查 使用裂隙灯观察配适状态,镜片及附属用品,检查眼前节并正确记录检查结果,重点观察阳性体征。

4. 诊断 根据问诊病史、症状及阳性体征作出初步诊断。

5. 处理 根据诊断结果给出专业处理意见。

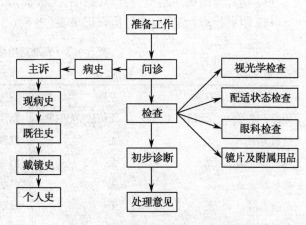

图 5-1-1 配戴接触镜顾客就诊流程图

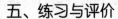

五、练习与评价

(一)案例分析

案例 王小姐来到门店里咨询。她说以前就在这边买的接触镜,以前戴着很清楚,最近戴着感觉没有以前清楚了,特别是开车的时候看远处的路标还有红绿灯都不太清楚,请您结合接触镜顾客就诊流程图进行操作,帮助检查是什么原因引起的,应该怎样处理。

按照配戴接触镜顾客就诊流程图进行操作。

1. 准备工作 独立诊室、问诊记录表、检查记录表、裂隙灯、酒精棉球、2%荧光素钠、综合验光仪、洗手台等。

2. 问诊 参照配戴接触镜问诊记录表(表5-1-2)进行问诊。

表5-1-2 配戴接触镜问诊记录表

姓名:王××	性别:女	年龄:23岁	职业:会计

问诊项目	具体内容	结果记录
主诉	就诊目的	视物模糊3个月
现病史	起病情况、症状、发展与演变、诊疗经过等	3个月前开始出现视物模糊,下午加重,偶有重影,无眩光,无光晕,未进行诊疗。
既往史	全身情况、药物过敏史、外伤手术史等	平时身体健康,无药物过敏史,无眼部外伤手术史。
戴镜史	了解配戴者的配戴方式、配戴时间、接触镜护理情况等	配戴接触镜3年,每天配戴8小时左右,镜片清洗的较干净。
个人史	文化程度、职业与工作条件、婚育史、吸烟史等	大学文化、会计、未婚、最近看电脑多。
其他	镜盒等附属用品	镜盒会定期清洗。

3. 检查

(1) 视光学检查:OD:-5.50DS/-0.50DC×180　1.0

　　　　　　　OS:-5.75DS　1.0

(2) 配适状态检查:裂隙灯下可见镜片中心定位良好,瞬目后移动度约1mm,镜片覆盖度良好。

(3) 镜片及附属用品检查:镜片透明,无破损,无划痕等;镜盒清洗得比较干净。

(4) 眼科检查:参照裂隙灯检查记录表(表5-1-3)进行检查。

表5-1-3 裂隙灯检查记录表

姓名:王××	性别:女	年龄:23岁	职业:会计

	右眼	左眼		右眼	左眼
眼睑/睫毛	无红肿,无倒睫	无红肿,无倒睫	新生血管	无	无
睑板异常	无	无	虹膜	纹理清晰	纹理清晰
球结膜充血	无	无	前房/前房角	房水清	房水清
角膜缘充血	无	无	晶状体	透明	透明
角膜水肿	无	无	玻璃体	透明	透明
角膜染色	无	无			

4. 初步诊断:该顾客双眼近视度数加深导致视觉模糊。

5. 处理意见:王女士的原接触镜屈光度已经不能满足看远需求了,需要更换度数更深一些的接触镜。双眼都应该换成 –5.25DS 才能满足看远需求。

(二) 练习

设计一个配戴接触镜引起视觉模糊的情境,模拟问诊并检查,正确记录。指导老师核对结果(表 5-1-4、表 5-1-5)。

表 5-1-4　配戴接触镜问诊记录表

姓名:　　　　　　性别:　　　　　　年龄:　　　　　　职业:

问诊项目	具体内容	结果记录
主诉	就诊目的	
现病史	起病情况、症状、发展与演变、诊疗经过等	
既往史	全身情况、药物过敏史、外伤手术史等	
戴镜史	了解配戴者的配戴方式、配戴时间、镜片护理情况等	
个人史	文化程度、职业与工作条件、婚育史、吸烟史等	
其他	镜盒等附属用品情况	

表 5-1-5　裂隙灯检查记录表

姓名:　　　　　　性别:　　　　　　年龄:　　　　　　职业:

	右眼	左眼
眼睑 / 睫毛		
睑板异常		
球结膜充血		
角膜缘充血		
角膜水肿		
角膜染色		
新生血管		
虹膜		
前房 / 前房角		
晶状体		
玻璃体		

(三) 评价

参照测评表进行自评、互评、组长评价和教师评价(操作时间:20 分钟)。

序号	测评内容	评价要点	配分	评分标准	扣分	得分
1	准备	1. 衣帽整洁,得体大方 2. 洗手,使用裂隙灯前后用酒精消毒	20	缺一项扣10分		
2	问诊	1. 详细询问主诉、现病史、既往史、个人史 2. 重点询问戴镜史	20	缺一项扣10分		
3	检查	1. 视光学检查:视力、验光、视功能 2. 配适状态检查:观察镜片配适状态如中心定位、移动度或松紧度 3. 镜片及附属用品检查:观察镜片有无破裂、缺损、划痕、镜片沉淀物,镜盒是否清洁干净 4. 眼科检查:在裂隙灯显微镜下观察眼前节健康状况	40	缺一项扣10分		
4	诊断	根据问诊及检查结果作出初步诊断	10	缺一项扣10分		
5	处理	根据诊断结果给出专业的处理意见	10	缺一项扣10分		
6	合计		100			

否定项(本项目不得分):
超时

加分项:
1. 动作娴熟、表情自然、仪态大方:+2分
2. 使用普通话,语言准确、精练、生动:+2分

自我评价:＿＿＿＿＿＿＿＿＿＿＿＿　　同学互评:＿＿＿＿＿＿＿＿＿＿＿＿
组长评价:＿＿＿＿＿＿＿＿＿＿＿＿　　教师评价:＿＿＿＿＿＿＿＿＿＿＿＿

六、常见问题

1. 忽略了对新配接触镜片参数的核对。

发放镜片给顾客时,发出去镜片的参数和实际处方的参数不一致,导致配戴后视物模糊,甚至带来头晕、恶心等不适感。

2. 忽略了对接触镜片检查。

在查找接触镜导致视觉模糊的原因时,往往会忽略对镜片的检查,须知镜片本身也会导致视觉模糊。正确的做法是双手清洗干净后,取出接触镜片,放在裂隙灯下用高倍放大率观察镜片是否破损、是否有划痕、沉淀物沉积、是否老化变形等。没有裂隙灯时,也可以将接触镜片放在指尖上对着灯光或阳光进行观察,须注意防止镜片从指尖滑脱。

3. 左右眼戴反。

接触镜片一般都是无色透明的,容易出现左右眼戴反的情况。当双眼屈光度数不一致时,往往引起视物模糊。可以指导顾客养成良好习惯,配戴接触镜后分别遮盖左右眼观察是否一样清晰,和平时配戴时左右眼的视力是否一致。

4. 镜片正反面戴反。

软性接触镜很容易出现镜片正反面戴反的情况。戴镜前须学会观察镜片的正反面。当戴入眼内后出现明显的异物感、视物不清、睁眼困难、容易流泪等现象时往往存在镜片正反面戴反的情况,须立即取出镜片,区分正反面后再戴入眼内。

七、注意事项

1. 检查接触镜片时正确的做法是双手清洗干净后,取出接触镜片,放在食指指尖,放在裂隙灯前用中高倍放大率观察镜片是否破损、是否有划痕、沉淀物沉积、是否老化变形等。没有裂隙灯时,也可以将接触镜片放在食指指尖上对着灯光或阳光进行观察,须注意防止镜片从指尖滑脱。

2. 当配戴接触镜后出现眼部不适症状如异物感、视物不清、睁眼困难、畏光流泪等现象时,应先取出镜片,确认是正面戴入后仍然出现上述不适症状时,请勿强行戴镜,取出后立即到眼科门诊检查。有可能该顾客已经患有眼部疾病,如果强行戴镜,则会加重病情发展,延误治疗时机。

3. 平时应当加强卫生意识,摘戴镜片前应当洗手,应当加强镜片镜盒的护理清洁消毒工作,定期对镜片除蛋白或者使用具有除蛋白功能的护理液。硬性接触镜不可以用软镜的护理液,而应该用硬镜专用护理液,以免硬镜材质变性引发破损。

第二节　接触镜与干眼

一、学习目标

1. 熟悉配戴接触镜后引起干眼的常见原因。
2. 熟悉配戴接触镜后引起干眼的症状和体征。
3. 熟悉泪液评价的方法。
4. 能向顾客解释配戴接触镜引起干眼症的处理方法。

二、任务描述

干眼是由于各种原因使眼表面的水质、黏液和脂质分泌不足所造成的泪液膜质与量失去平衡后发生的一系列症候群。在戴用软性接触镜的人群中,大约有 20%~30% 会发生干眼症。通过问诊及眼部检查初步判断配戴接触镜是否造成干眼,从而给顾客一些合理的解释和专业的建议,指导顾客正确使用接触镜。

三、知识准备

(一) 配戴接触镜后引起干眼的常见原因

配戴接触镜后引起干眼的因素有以下几方面:接触镜可以降低泪膜脂质层的稳定性,使泪膜蒸发加快,导致泪液量不足。镜片磨损、沉淀物过多和配适不良等镜片机械刺激导致泪膜结构发生异常引发干眼。镜片透氧性低、配戴时间超长等使眼表缺氧,同时护理液等的刺激也可能导致免疫反应等,改变了泪液的成分和物理性质,从而引发干眼。

(二) 接触镜引起常见干眼的症状和体征

1. 接触镜引起的常见症状　干眼症最常见症状是眼部干涩和异物感,其他症状有烧灼感、痒感、红痛、视物模糊、易疲劳、丝状分泌物等。

2. 接触镜引起的常见体征　结膜充血水肿、角膜上皮荧光素"微笑"染色、3 点和 9 点位染色(图 5-2-1)、泪液分泌量减少、泪膜不稳定等。

(三) 泪液评价

1. 泪液量的检测 Schirmer 试验正常 >10mm/5min。

2. 泪膜稳定性的检测 如泪膜破裂时间测定(BUT),是指正常眼一次完全瞬目后出现第一个干燥斑所需时间。正常人 BUT 为 15~45 秒,临床上 BUT 小于 10 秒被视为异常。

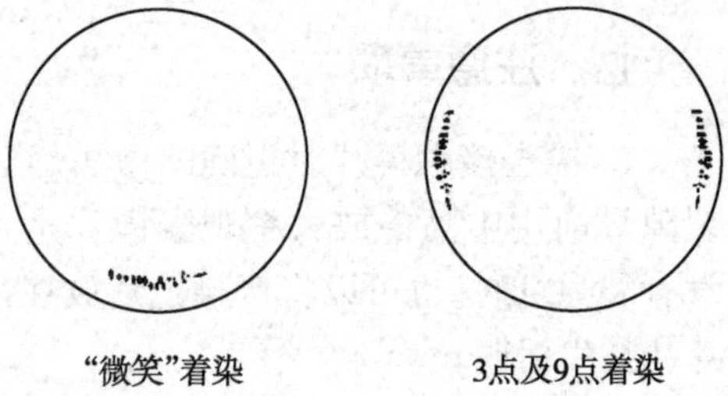

(四) 处理方法

对于配戴接触镜引起的干眼症状,处理方法有以下几点:

1. 人工泪液 人工泪液是治疗干眼症的首选。但缺点是维持时间很短,最好是在眼睛完全干燥之前开始使用人工泪液,而且使用不含防腐剂的人工泪液。

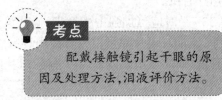

"微笑"着染　　　　3点及9点着染

图 5-2-1 配戴接触镜导致暴露性角膜干燥着染形态

💡 **考点**

配戴接触镜引起干眼的原因及处理方法,泪液评价方法。

2. 更换合适的镜片 如低含水量中等厚度镜片,日抛型镜片是目前为止可用于干眼顾客的最佳软性接触镜,也可以使用 RGP 镜片。

3. 调整配戴时间 配戴时间不宜太长,更不宜过夜配戴。严重干眼者,应当禁止配戴接触镜。

4. 改善环境因素 在空调、多烟、风吹的环境,使用空气加湿器等,同时加强瞬目训练。

5. 泪点栓塞术 主要目的是保留住泪液。

四、实施步骤

按照配戴接触镜顾客引起干眼测定流程图(图 5-2-2)进行检查。

1. 准备工作 确诊诊室及检查设备。

2. 问诊病史 详细询问与干眼相关的病史、症状、戴镜史等并正确记录检查结果。

3. 眼科检查 使用裂隙灯观察配适状态,镜片及附属用品,检查眼前节并正确记录检查结果,重点观察阳性体征。

4. 泪液评价 泪膜破裂时间(BUT)测定和 Schirmer 试验。

5. 初步诊断 根据问诊病史、症状、阳性体征及泪液评价结果作出初步诊断。

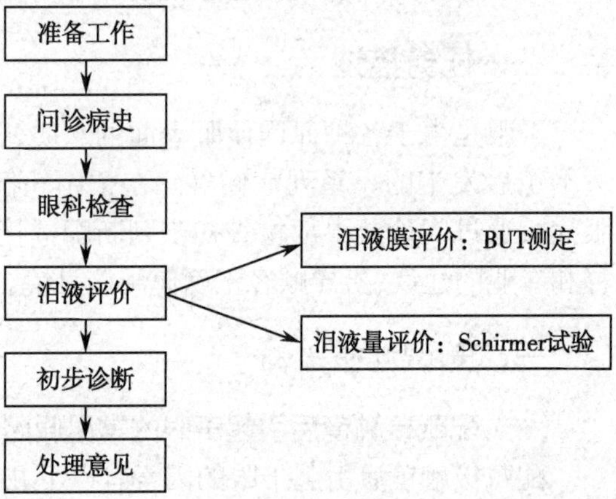

6. 处理意见 根据诊断结果给出专业处理意见。

```
准备工作
  ↓
问诊病史
  ↓
眼科检查
  ↓                  泪液膜评价:BUT测定
泪液评价  ───────┤
  ↓                  泪液量评价:Schirmer试验
初步诊断
  ↓
处理意见
```

图 5-2-2 配戴接触镜顾客引起干眼测定流程图

五、练习与评价

(一) 案例分析

案例 李女士来到门店里想配接触镜。她说戴框架眼镜太麻烦了,平时一直戴接触镜,最近眼睛不舒服,经常干涩,感觉眼睛里面有东西,不知道现在配戴什么样类型的接触镜好,还是不可以配戴接触镜了。请您帮助检查一下,并推荐一下什么样类型的接触镜好。

根据实施步骤,按照配戴接触镜引起干眼测定流程图一步一步进行检查。

1. 准备工作　独立诊室、问诊记录表、检查记录表、裂隙灯、酒精棉球、2% 荧光素钠、Schirmer 试纸、洗手台等。

2. 问诊病史　参照接配戴触镜引起干眼问诊记录表(表 5-2-1)进行问诊。

表 5-2-1　配戴接触镜引起干眼问诊记录表

姓名:李××	性别:女	年龄:33 岁	职业:白领
您就诊的主要目的是什么?			眼睛不舒服,想换接触镜
您眼睛有干燥感吗?			经常有
您眼睛有异物感吗?			有时会有
您眼睛有灼热感吗?			偶尔有
您的眼睛经常红吗?			有时会双眼红
您有过晨起睁眼困难吗?			偶尔会晨起睁眼困难
您配戴接触镜几年了?			13 年了
一天戴几个小时?			10 小时左右
经常戴还是偶尔戴?			经常戴
您眼睛以前患过疾病吗?			以前没有患过眼睛疾病
眼睛做过手术吗?			没有
您的职业是什么?			办公室白领,经常看电脑
生活工作环境如何?			办公室较封闭,比较干净

3. 眼科检查　参照裂隙灯检查记录表(表 5-2-2)进行检查

表 5-2-2　裂隙灯检查记录表

姓名:李××	性别:女	年龄:33 岁	职业:办公室职员
	右眼		左眼
眼睑 / 睫毛	少量黏性分泌物		少量黏性分泌物
睑板异常	轻度		轻度
球结膜充血	轻度		轻度
睑结膜乳头增生	++		++
睑结膜滤泡形成	+		+
角膜水肿	无		无
角膜染色	2 级		2 级
新生血管	无		无
虹膜	纹理清晰		纹理清晰
前房 / 前房角	房水清		房水清
晶状体	透明		透明
玻璃体	透明		透明

4. 泪液评价

(1) 泪液膜评价:泪膜破裂时间(BUT)测定结果是右眼 2 秒,左眼 3 秒。

(2) 泪液量评价:Schirmer 试验测定结果是右眼 4mm/5min,左眼 5mm/5min。

5. 初步诊断:结合问诊的病史、症状、检查的阳性体征以及辅助检查(BUT 测定和 Schirmer 试验)结果可以初步诊断王小姐得了接触镜相关的干眼症。

6. 处理意见:更换更合适的镜片,如日抛型镜片或使用 RGP 镜片。使用不含防腐剂的人工泪液。调整配戴时间,不宜太长,更不宜过夜配戴。改善环境因素,在办公室有空调、多烟的环境使用空气加湿器等,同时加强瞬目训练。物理治疗,可行眼部按摩、热敷等。

(二) 练习

设计一个配戴接触镜后引起干眼的情境,模拟问诊并检查,正确记录。指导老师核对结果(表 5-2-3、表 5-2-4)。

表 5-2-3　配戴接触镜引起干眼问诊记录表

姓名:	性别:	年龄:	职业:

您就诊的主要目的是什么?

您眼睛有干燥感吗?

您眼睛有异物感吗?

您眼睛有灼热感吗?

您的眼睛经常红吗?

您有过晨起睁眼困难吗?

您配戴接触镜几年了?

一天戴几个小时?

经常戴还是偶尔戴?

您眼睛以前患过疾病吗?

您接受过眼科手术吗?

您的职业是什么?

生活工作环境如何?

其他

表 5-2-4　裂隙灯检查记录表

姓名:	性别:	年龄:	职业:
	右眼		左眼
眼睑 / 睫毛			
睑板异常			
球结膜充血			
睑结膜乳头增生			
睑结膜滤泡形成			
角膜水肿			

续表

	右眼	左眼
角膜染色		
BUT		
新生血管		
虹膜		
前房 / 前房角		
晶状体		
玻璃体		
Schirmer 试验		

（三）评价

参照测评表进行自评、互评、组长评价和教师评价（操作时间：25 分钟）。

序号	测评内容	评价要点	配分	评分标准	扣分	得分
1	准备	1. 衣帽整洁，得体大方 2. 洗手，使用裂隙灯前后用酒精消毒	10	缺一项扣 5 分		
2	问诊	1. 询问配戴接触镜史 2. 询问眼部伴随症状 3. 询问既往眼部病史	30	缺一项扣 10 分		
3	检查	1. 配适状态检查：观察镜片配适状态如中心定位、移动度或松紧度 2. 镜片及附属用品检查：观察镜片有无破裂、缺损、划痕、镜片沉淀物，镜盒是否清洁干净 3. 眼科检查：在裂隙灯显微镜下观察眼前节健康状况	30	缺一项扣 10 分		
4	辅助检查	1. 正确检查泪膜破裂时间测定 2. 正确检查 Schirmer 试验	20	缺一项扣 10 分		
5	诊断	根据问诊及检查结果作出初步诊断	5	缺一项扣 5 分		
6	处理	根据诊断结果给出专业的处理意见	5	缺一项扣 5 分		
7	合计		100			

否定项（本项目不得分）：
1. 超时

加分项：
1. 动作娴熟、表情自然、仪态大方；+2 分
2. 使用普通话，语言准确、精炼、生动。+2 分

自我评价：_____ 同学互评：_____
组长评价：_____ 教师评价：_____

六、常见问题

1. 泪膜破裂时间测定（BUT）不准确。

初次检查，可能不能观察到泪膜的破裂现象，应当学会观察干燥斑破裂的现象。应多加

练习,熟练掌握裂隙灯的使用方法。

2. 顾客频繁眨眼。

导致 BUT 测量不准确,可以让顾客闭目休息一会,再重新测量。

3. Schirmer 试验测量结果不准确。

试纸碰到了角膜,出现刺激情况导致泪液分泌增加,所以操作时动作应轻柔。

七、注意事项

1. 检查者在检查前后应当洗手,避免传染给其他顾客或是检查者自己。

2. 不应忽略对镜片及镜盒等附属用品的检查。

3. 检查 BUT 和 Schirmer 试验时,尽量避免外界的刺激,以免导致测量结果不准确。做完 BUT 测定后应请顾客闭目休息一会,待泪液分泌稳定后再做 Schirmer 试验。

第三节 接触镜对结膜的影响

一、学习目标

1. 熟悉配戴接触镜后引起结膜不良反应的常见原因。
2. 熟悉配戴接触镜后引起结膜不良反应的症状和体征。
3. 通过问诊和裂隙灯检查初步判断配戴接触镜是否对结膜造成不良影响。
4. 能向顾客解释配戴接触镜引起的巨乳头性结膜炎及其处理方法。

二、任务描述

通过问诊和裂隙灯检查初步诊断顾客配戴接触镜是否引起了结膜炎,并对引起结膜炎的原因有初步的认识和判断,从而能给顾客作出一些合理的解释和专业的建议,指导顾客正确的使用和保养接触镜,保证配戴的安全与健康。

三、知识准备

(一) 配戴接触镜后引起结膜不良反应的常见原因

1. 镜片原因 接触镜镜片材料较硬、加工不良、镜片破损、镜片配适不良、镜片上有沉淀物、镜片使用过度、配戴时间过长等造成结膜的不良反应。

2. 护理液原因 护理液化学成分等导致化学刺激引起结膜的不良反应。

3. 病原微生物感染原因 顾客的不良卫生习惯、操作不当等引起细菌、病毒等病原微生物感染引起结膜的不良反应。

(二) 配戴接触镜后引起结膜不良反应的症状和体征

1. 结膜充血 配戴接触镜可引起结膜血管扩张、血流加速,造成结膜充血(图 5-3-1)。

2. 结膜水肿 不当的镜片配戴、护理液的过

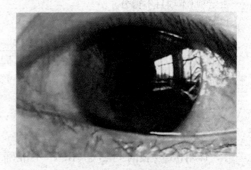

图 5-3-1 结膜充血

敏反应及感染均可引起结膜水肿。

3. 结膜乳头增生及滤泡形成 长期慢性炎症刺激,导致睑结膜乳头增生肥大或滤泡形成。

4. 其他症状 眼红、眼痒、异物感、烧灼感、畏光、流泪、疼痛、视力减退、分泌物增多等。

(三) 配戴接触镜引起结膜不良反应的处理原则

1. 镜片原因引起的结膜不良反应 若配适不良引起的结膜不良反应,须重新测量角膜曲率或角膜地形图,重新验配。若镜片破损、老化、沉淀物过多等则须重新更换接触镜片。

2. 护理液原因引起的结膜不良反应 更换护理液用品后一般可消除。

3. 病原微生物感染原因引起的结膜不良反应 病原微生物感染引起的结膜炎,需要立即摘镜,寻找病因,对因治疗,滴用广谱抗生素等。去除外界诱因,如改善配适状态,更换镜片和护理液,注意卫生等。

(四) 巨乳头性结膜炎

1. 病因 巨乳头性结膜炎是接触镜配戴者中特征性的结膜疾病之一,GPC 的发生原因与接触镜镜片表面沉淀物刺激直接相关,与镜片类型,戴镜时间、镜片清洁以及镜片边缘机械刺激有一定关系。

2. 症状

(1) 戴镜数周或者数年后出现,双眼多见。

(2) 不同程度眼痒、烧灼感。

(3) 黏液分泌物增加。

(4) 镜片移动增大。

(5) 早期异物感增强,后期失去对镜片的耐受。

(6) 视觉模糊。

3. 体征

(1) 乳头增生:睑结膜乳头增生肥厚,乳头增生程度和分布区域反映病变的程度。临床上将上睑结膜分为三个等面积区域(图 5-3-2),便于临床定位、定级、记录乳头的位置、大小和数量。微小乳头直径小于 0.3mm,乳头增大是指直径在 0.3~1mm 之间,巨乳头是指乳头直径大于 1mm 者。

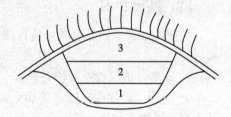

图 5-3-2 上睑结膜解剖学分区

(2) 睑结膜乳头间隙可见黏液分泌物。

(3) 球结膜有不同程度充血。

(4) 镜片表面有不同程度混浊沉淀物沉积。

巨乳头性结膜炎根据症状和体征共分为 4 期:

1 期(临床前期):眼痒,细小乳头增生,少量黏液分泌物。

2 期(轻度):眼痒,镜片异物感,轻度睑结膜充血,黏性分泌物增多,不规则的乳头增生。

3 期(中度):镜片配戴不适,持续痒,视物模糊,睑结膜充血水肿,黏性分泌物增多,乳头染色,数目增加,变大,有的直径大于 1mm。

4 期(重度):无法耐受镜片,镜片戴入即疼痛,极度痒,睑结膜严重充血,明显黏液增多,乳头染色,进一步增多增大,直径大于 1mm(图 5-3-3)。

4. 处理原则

(1) 加强镜片的清洁。

(2) 停戴至充血消退,乳头增生基本平复。

(3) 再次戴镜须更换抛弃型接触镜或者RGP镜片。

(4) 改用过氧化氢护理液。

(5) 可以用2%色甘酸钠滴眼液治疗,严重者可用糖皮质激素滴眼液治疗,但须注意药物副作用。

(6) 不同分期处理有所不同(表5-3-1)。

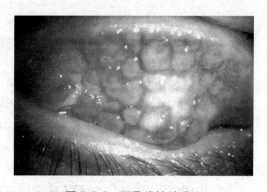

图5-3-3 巨乳头性结膜炎

表5-3-1 巨乳头性结膜炎诊疗一览表

分期	症状	体征	治疗
第一期	轻微痒	少量分泌物	更换镜片时间缩短;加强清洗,每1~3日用酶清洁剂一次
第二期	痒,镜片异物感	轻度充血,黏液增多	加强清洁,清洗蛋白酶;用抛弃型或RGP镜片;2%色甘酸钠滴眼液
第三期	镜片配戴不适,持续痒,视物模糊	镜片移动增加,乳头染色,数目增加变大	停戴4周,确认乳头与角膜无染色后用日戴抛弃,频繁更换镜片;用过氧化氢溶液消毒,可选用RGP镜片
第四期	无法耐受镜片,镜片戴入疼痛,极度痒	明显黏液增多,镜片移动过度;严重充血乳头进一步增多增大	停戴镜片直至症状完全消退;2%色甘酸钠,低浓度地塞米松滴眼液;余同第三期

四、实施步骤

按照配戴接触镜顾客就诊流程图(图5-3-4)进行检查。

1. 准备 确诊诊室及检查设备。

2. 问诊 详细询问顾客的病史、症状、戴镜史等并正确记录检查结果。

3. 检查 使用裂隙灯观察配适状态,镜片及附属用品,检查眼前节并正确记录检查结果,重点观察阳性体征。

4. 诊断 根据问诊病史、症状及阳性体征作出初步诊断。

5. 处理 根据诊断结果给出专业处理意见。

五、练习与评价

(一) 案例分析

案例 王女士原有接触镜快到期了,到门店里想配接触镜。王女士说最近半年眼睛经常会痒,有时还会

考点

巨乳头性结膜炎临床分期及诊疗。

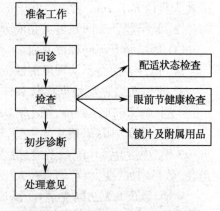

图5-3-4 戴接触镜顾客就诊流程图

发红,有些异物感,戴镜数小时后更明显,早晨起来经常会有分泌物,看东西也没有以前清楚了。王女士问她该配戴什么样的接触镜?在门店碰到这种情况该怎么办?

按照配戴接触镜顾客就诊流程图进行检查。

1. 准备工作 独立诊室、问诊记录表、检查记录表、裂隙灯、酒精棉球、洗手台等。

2. 问诊 参照配戴接触镜引起结膜炎问诊记录表(表5-3-2)进行问诊。

表5-3-2 配戴接触镜引起结膜炎问诊记录表

姓名:王××	性别:女	年龄:30岁	职业:护士

您就诊的主要目的是什么?	眼睛不舒服,想检查一下
您戴接触镜有什么不适感觉?	经常痒伴有异物感
哪只眼睛,有没有红、痛、分泌物等?	双眼有时红,早晨有少量分泌物
有多长时间了?	发现这种情况有半年了
以前有没有患过眼部疾病?	没有
经常戴还是偶尔戴?	经常戴
夜间睡觉是否取出接触镜?	睡觉时取出的,偶有不取
平时镜片是否清洗的干净?	很干净
平时是否注意卫生?	比较注意卫生
护理液是用什么品牌的?	国产的,一直觉得不错
镜盒中的护理液是否每天更换?	2~3天更换一次

3. 检查

(1) 接触镜配适检查:裂隙灯下可见镜片中心定位良好,瞬目后镜片几乎不移动,镜片配适偏紧。

(2) 接触镜片及附属用品检查:镜片透明性差,划痕严重,局部有蛋白质沉积。镜盒内沉淀物较多。

(3) 裂隙灯检查,参照裂隙灯检查记录表(表5-3-3)进行记录。

表5-3-3 裂隙灯检查记录表

姓名:王××	性别:女	年龄:30岁	职业:护士

	右眼	左眼
眼睑/睫毛	无异常	无异常
睑板异常	轻度	轻度
球结膜充血	轻度	轻度
睑结膜乳头增生	+++	+++
睑结膜滤泡形成	+	+
角膜水肿	轻度	轻度
角膜染色	2级	2级
新生血管	长入约1mm	长入约1mm
虹膜	纹理清晰	纹理清晰
前房/前房角	房水清	房水清
晶状体	透明	透明
玻璃体	透明	透明

4. 初步诊断：巨乳头性结膜炎(临床第三期)。

5. 处理意见：建议至少停戴接触镜四周，重戴镜片前王女士应该再次来门店或者去眼科门诊重新检查，确认结膜炎症好转，角膜点状染色消退，角膜上皮愈合后才可以继续配戴。接触镜片须更换成日抛型或月抛型，或者使用 RGP 镜片。减少接触镜的配戴时间，改用框架眼镜或行角膜屈光手术。

（二）练习

设计一个配戴接触镜后引起结膜炎的情境，模拟问诊并检查，正确记录。指导老师核对结果（表 5-3-4、表 5-3-5）。

表 5-3-4 配戴接触镜引起结膜炎问诊记录表

姓名： 性别： 年龄： 职业：

您就诊的主要目的是什么？
您戴接触镜有什么不适感觉？
哪只眼睛，有没有红、痛、分泌物等？
有多长时间了？
以前有没有患过眼部疾病？
经常戴还是偶尔戴？
夜间睡觉是否取出接触镜？
平时镜片是否清洗的干净？
平时是否注意卫生？
护理液是用什么品牌的？
镜盒中的护理液是否每天更换？
其他

表 5-3-5 裂隙灯检查记录表

姓名： 性别： 年龄： 职业：

	右眼	左眼
眼睑 / 睫毛		
睑板异常		
球结膜充血		
睑结膜乳头增生		
睑结膜滤泡形成		
角膜水肿		
角膜染色		
新生血管		
虹膜		
前房 / 前房角		
晶状体		
玻璃体		

(三) 评价

参照测评表进行自评、互评、组长评价和教师评价 (操作时间:20分钟)。

序号	测评内容	评价要点	配分	评分标准	扣分	得分
1	准备	1. 衣帽整洁,得体大方 2. 洗手,使用裂隙灯前后用酒精消毒	20	缺一项扣10分		
2	问诊	1. 询问配戴接触镜史 2. 询问眼部伴随症状 3. 询问既往眼部病史	30	缺一项扣10分		
3	检查	1. 配适状态检查:观察镜片配适状态如中心定位、移动度或松紧度 2. 镜片及附属用品检查:观察镜片有无破裂、缺损、划痕、镜片沉淀物,镜盒是否清洁干净 3. 眼科检查:在裂隙灯显微镜下观察眼前节健康状况	30	缺一项扣10分		
4	诊断	根据问诊及检查结果作出初步诊断	10	缺一项扣10分		
5	处理	根据诊断结果给出专业的处理意见	10	缺一项扣10分		
6	合计		100			

否定项(本项目不得分):　　　　　加分项:
超时　　　　　　　　　　　　　　1. 动作娴熟、表情自然、仪态大方;+2分
　　　　　　　　　　　　　　　　2. 使用普通话,语言准确、精练、生动。+2分

自我评价:＿＿＿＿＿＿　　　同学互评:＿＿＿＿＿＿
组长评价:＿＿＿＿＿＿　　　教师评价:＿＿＿＿＿＿

六、常见问题

1. 忽略了问诊的重要性。

问诊是疾病诊断过程中非常重要的步骤。通过问诊可以和顾客建立起信任与友情,同时了解顾客平时是否规范清洗镜片,是否注意卫生,顾客出现了哪些不适症状,有没有进行治疗,如何治疗的等。因此,问诊应全面,平时应多加练习。

2. 裂隙灯的使用不规范。

裂隙灯的对焦不准确,放大倍率使用不正确导致病变观察不清楚。同学之间应多加练习,正确使用裂隙灯。

3. 翻开上睑困难。

检查上睑乳头增生时,翻不开上睑。同学之间平时应当多相互练习。动作应轻柔、有效。

七、注意事项

1. 问诊过程中,检查者的言谈举止、用语措辞非常重要,常会影响到顾客对检查者的信任感。应做到礼貌用语,和蔼亲切,表达出关心关爱之情。

2. 翻开上睑时动作应轻柔,避免揪起上睑或用力揉搓上睑。

3. 对疾病认识不足时,不要做任何诊断和猜测,应当指导顾客及时去眼科门诊就诊并听从医嘱,以免延误病情造成严重后果。

八、知识拓展

接触镜对结膜的其他不良影响有以下几种常见情况：

1. 急性红眼

各种原因导致的眼部急性刺激症状,包括急性缺氧、干燥、镜片过紧,护理液毒性反应、镜片沉淀物,病原微生物毒素、镜片破损等均可导致急性红眼。

2. 滤泡性结膜炎

病因不明确,多见于有腺体增生的儿童和青壮年具有淋巴体质的人,对于这种体质的人即使是轻微的刺激也很容易引起滤泡的形成。其他因素包括营养缺乏,外界环境不良如气候干燥、空气污染以及眼局部的刺激等。配戴接触镜也可成为一种外在刺激,特别是护理清洁不足和镜片污染等均可能诱发淋巴细胞增生,结膜滤泡形成。

3. 急性感染性结膜炎

在春夏季节发生率较高,常因镜片或护理液污染,戴接触镜游泳,摘取与配戴镜片时洗手操作不干净,试戴镜片消毒不彻底等可引起接触镜配戴者交叉感染,导致急性感染性结膜炎。在大多数情况下,不属接触镜诱发。病原体可为细菌性或病毒性,由肺炎球菌、葡萄球菌、流感杆菌等引起的为急性卡他性结膜炎。由病毒感染引起的为急性出血性结膜炎。

第四节 接触镜对角膜的影响

一、学习目标

1. 熟悉配戴接触镜后引起角膜不良反应的常见原因。
2. 熟悉配戴接触镜后引起角膜不良反应的症状和体征。
3. 能向顾客解释接触镜引起角膜上皮缺损及其处理方法。
4. 能向顾客解释接触镜引起细菌性角膜炎及其处理方法。

二、任务描述

通过问诊和裂隙灯检查初步判断配戴接触镜是否对角膜造成不良影响,并对造成不良影响的原因能有初步的认识和判断,从而能给顾客一些合理的解释和比较专业的建议,指导顾客正确使用和保养接触镜,并预防角膜并发症的发生。

三、知识准备

(一) 配戴接触镜后引起角膜不良反应的常见原因

1. 机械损伤 镜片破损、锐性沉淀物、空气进入镜片下、摘镜的牵拉力可撕脱局部角膜上皮组织等。

2. 缺氧 配戴接触镜会不同程度地减少角膜氧气的供应,其中镜片材料、镜片厚度、含水量、镜片的配戴时间长短、镜片的配适状态等因素均会影响角膜的氧供。

3. 非感染性浸润性角膜炎 与接触镜镜片边缘的机械摩擦,镜片配适不良,护理液防腐剂的毒性,缺氧,沉淀在镜片表面的变性蛋白质等引起有关。

4. 感染性浸润性角膜炎 与接触镜相关的病原微生物包括细菌、真菌、病毒和棘阿米

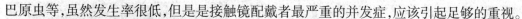

巴原虫等,虽然发生率很低,但是是接触镜配戴者最严重的并发症,应该引起足够的重视。

（二）接触镜引起的常见角膜不良反应的症状和体征

1. 接触镜引起的常见症状 疼痛、眼红、眼睑肿胀、畏光、流泪、疼痛、异物感、分泌物增多和视力下降等。

2. 接触镜引起的常见体征 结膜充血水肿、角膜擦伤、角膜微凹、角膜上皮剥脱着染、角膜上皮微泡和微囊、角膜上皮水肿、角膜基质的皱褶和条纹、角膜新生血管、角膜内皮细胞变化、角膜知觉减退、角膜溃疡等。

（三）配戴接触镜引起的角膜不良反应的处理原则

1. 针对病因治疗。

2. 停戴接触镜,直至角膜上皮愈合。可适当使用上皮生长因子促进上皮愈合。

3. 清洗干净镜片或者更换新镜片。减少配戴时间,避免长戴。

4. 感染性浸润性角膜炎则需查明病原微生物,局部滴用抗生素滴眼液,定期复诊,直至愈合。

5. 药物治疗无效,角膜穿孔可考虑治疗性角膜移植术

（四）配戴接触镜引起的角膜上皮缺损

1. 病因 软性接触镜长戴,特别是高含水镜片,长戴后角膜上皮往往存在缺氧水肿,导致角膜上皮缺损。护理液的毒性反应导致角膜上皮缺损。炎症因子的侵蚀也会导致角膜上皮的缺损。

2. 症状和体征

（1）症状 与角膜上皮缺损的程度相关,可表现为异物感、眼红、疼痛、畏光流泪和视物模糊等症状。

（2）结膜充血 结膜血管扩张,球结膜血管通透性增高,血流加速,导致结膜充血。

（3）角膜表面荧光素染色,染色分级详见下表（表 5-4-1）:

表 5-4-1 角膜荧光素染色分级

等级	临床特征	临床处理
0	无染色可见	
1	微染色:表浅针点样染色;少于 10 点;局部点刻样着染	无需处理
2	轻度染色:局部或弥漫针点样着染和适量的点刻样着染	一般无需处理
3	中度染色:大量的点刻样着染和密集的融合着染	通常需处理
4	重度染色:全角膜大量点刻样着染或融合团块状染色	需处理

3. 处理原则

（1）停戴接触镜。

（2）根据角膜荧光素染色分级情况处理。

（3）3 级以上者用表皮生长因子促进角膜上皮损伤修复。

（4）重新戴镜时避免长戴。

（五）配戴接触镜引起的细菌性角膜炎

1. 病因 细菌感染以铜绿假单胞菌最常见（图 5-4-1）,其次为金黄色葡萄球菌、肺炎双球菌、链球菌等。配戴软性接触镜者感染细菌性角膜炎的几率比硬性透气性接触镜大。接

触镜配戴发生细菌性角膜炎的诱因如下：

（1）软性接触镜镜片黏性沉淀物，容易吸附细菌，特别是铜绿假单胞菌。

（2）软性接触镜护理液的消毒清洁不充分，容易污染细菌。

（3）贮存接触镜的镜盒或者储存液被污染。

（4）护理操作不规范。

（5）配戴者过夜配戴或连续长戴，同时镜片材料透氧性不足，缺氧容易引起上皮损伤，降低角膜屏障的防御作用。

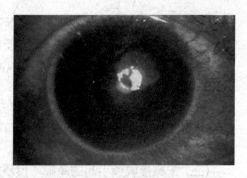

图 5-4-1　铜绿假单胞菌所致角膜炎

（6）镜片配适不良，镜片破损，异物划伤等损伤角膜，降低角膜屏障作用，导致细菌的侵入和繁殖。

2. 症状和体征

（1）由铜绿假单胞菌、葡萄球菌、肺炎双球菌、链球菌等感染引起。多发生在眼部外伤或戴接触镜后。不及时治疗，病情发展较快，可危及全角膜，甚至发生角膜坏死穿孔。

（2）起病急，眼部刺激症状较重，脓性分泌物较多，结膜不同程度水肿，睫状或混合性充血。

（3）早期角膜出现灰白色或黄白色圆形或椭圆形浸润灶，数日内浸润灶扩大，化脓坏死形成溃疡。其中铜绿假单胞菌感染表现极凶险，不及时治疗，角膜浸润化脓坏死，几日内可扩展至全角膜，甚至角膜穿孔。

（4）常伴虹膜睫状体的炎症反应，炎症渗出形成前房积脓。

（5）病灶刮取物涂片检查或细菌培养，可确诊致病菌。

3. 处理原则

（1）初诊病例应常规从溃疡灶取材涂片作革兰染色、细菌培养和药敏试验。

（2）控制感染，首先应根据临床诊断，及时选用广谱抗生素，待细菌培养报告结果出来后再调整用药。

1）局部滴用抗生素是治疗角膜溃疡的最重要措施。

2）临床全身应用抗生素较少，但对合并前房积脓的重症角膜溃疡，可静脉滴注抗生素。

（3）药物治疗无效，角膜穿孔可考虑治疗性角膜移植术。

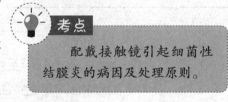

考点

配戴接触镜引起细菌性结膜炎的病因及处理原则。

四、实施步骤

按照配戴接触镜顾客就诊流程图（图 5-4-2）进行检查。

1. 准备　确诊诊室及检查设备。

2. 问诊　详细询问顾客的病史、症状、戴镜史等并正确记录检查结果。

3. 检查　使用裂隙灯观察配适状态，镜片及附属

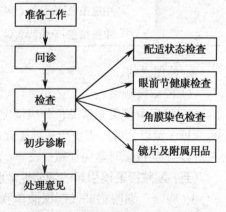

图 5-4-2　配戴接触镜顾客就诊流程图

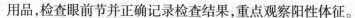

用品,检查眼前节并正确记录检查结果,重点观察阳性体征。

4. 诊断 根据问诊病史、症状及阳性体征作出初步诊断。

5. 处理 根据诊断结果给出专业处理意见。

五、练习与评价

(一)案例分析

案例 李先生说半年前曾在门店里配了接触镜,2天前突然感觉双眼红痛、怕光、流眼泪、睁不开,而且早晨起来有大量分泌物把眼睛粘住了,睁不开。今天来门店询问是什么原因导致的,要求投诉,说是镜片质量问题。根据这种情境,请问您应该怎样处理?

按照配戴接触镜顾客就诊流程图进行检查。

1. 准备 独立诊室、问诊记录表、检查记录表、裂隙灯、酒精棉球、2%荧光素钠、洗手台等。

2. 问诊 参照配戴接触镜引起角膜炎问诊记录表(表5-4-2)进行问诊。

表5-4-2 配戴接触镜引起角膜炎问诊记录表

姓名:李先生	性别:男	年龄:22岁	职业:学生
您就诊的主要目的是什么?		眼睛突然红痛不舒服	
哪只眼睛不舒服,几天了?		双眼,2天了	
是否有畏光流泪、分泌物?		畏光流泪很明显、有大量分泌物	
是否有视物模糊?		看东西很模糊	
以前有没有患过眼部疾病?		没有	
您戴接触镜有几年了?		我戴接触镜有半年了	
您这副接触镜是什么抛弃型的?		年抛型的	
每天配戴几个小时?		8小时左右	
经常戴还是偶尔戴?		经常戴	
夜间睡觉是否取出接触镜?		睡觉时经常不取出来	
平时镜片是否清洗的干净?		干净	
平时是否注意卫生?		比较注意卫生	
护理液是用什么品牌的?		国产的	
镜盒中的护理液是否每天更换?		一周换一次,有时两周换一次	
镜盒是否定期清洗消毒?		没洗过	

3. 检查

(1)接触镜配适检查: 裂隙灯下可见镜片中心定位良好,瞬目后镜片不移动,镜片配适过紧,镜片覆盖度良好。

(2)接触镜片及附属用品检查 镜片表面有大量蛋白质沉积。镜盒内有大量沉积物。

(3)裂隙灯检查 参照裂隙灯检查记录表(表5-4-3)进行检查。

表 5-4-3　裂隙灯检查记录表

姓名:李××　　　　　性别:男　　　　　年龄:22 岁　　　　　职业:学生

	右眼	左眼
眼睑/睫毛	大量黏性分泌物	大量黏性分泌物
睑板异常	轻度	轻度
球结膜充血	重度	重度
睑结膜乳头增生	+++	+++
睑结膜滤泡形成	++	++
角膜水肿	轻度	轻度
角膜染色	3级	3级
新生血管	0.2mm	0.2mm
虹膜	纹理清晰	纹理清晰
前房/前房角	房水清	房水清
晶状体	透明	透明
玻璃体	透明	透明

4. 初步诊断:感染浸润性角膜炎

5. 处理意见:立即停戴接触镜。立即到眼科门诊检查,常规从溃疡灶取材涂片作革兰染色、细菌培养和药敏试验。控制感染,及时选用广谱抗生素,局部滴用抗生素,待细菌培养报告结果出来后再作调整。感染浸润性角膜炎彻底治愈后可改长戴为日戴。RGP镜片配戴导致感染浸润性角膜炎的发生率低,也可以考虑使用。取戴镜片前应彻底洗净双手,注意镜片镜盒的护理清洁消毒,睡觉时须取出接触镜。关于投诉,可以说不是镜片质量问题,引起角膜炎的原因是多方面的,建议先治疗好目前的炎症,炎症彻底治愈后可以继续配戴接触镜。

(二) 练习

设计一个配戴接触镜后引起角膜炎的情境,模拟问诊并检查,正确记录。指导老师核对结果(表 5-4-4、表 5-4-5)。

表 5-4-4　配戴接触镜引起角膜炎问诊记录表

姓名:　　　　　性别:　　　　　年龄:　　　　　职业:

您就诊的主要目的是什么?

哪只眼睛不舒服,几天了?

是否有畏光流泪、分泌物?

是否有视物模糊?

以前有没有患过眼部疾病?

您戴接触镜有几年了?

您这副接触镜是什么抛弃型的?

每天配戴几个小时?

经常戴还是偶尔戴?

夜间睡觉是否取出接触镜?

平时镜片是否清洗的干净?

平时是否注意卫生?

护理液是用什么品牌的?

镜盒中的护理液是否每天更换?

镜盒是否定期清洗消毒?

其他

表 5-4-5　裂隙灯检查记录表

姓名:　　　　性别:　　　　年龄:　　　　职业:

	右眼	左眼
眼睑 / 睫毛		
睑板异常		
球结膜充血		
睑结膜乳头增生		
睑结膜滤泡形成		
角膜水肿		
角膜染色		
新生血管		
虹膜		
前房 / 前房角		
晶状体		
玻璃体		

(三) 评价

参照测评表进行自评、互评、组长评价和教师评价(操作时间:20 分钟)。

序号	测评内容	评价要点	配分	评分标准	扣分	得分
1	准备	1. 衣帽整洁,得体大方 2. 洗手,使用裂隙灯前后用酒精消毒	20	缺一项扣 10 分		
2	问诊	1. 询问配戴接触镜史 2. 询问眼部伴随症状 3. 询问既往眼部病史	30	缺一项扣 10 分		
3	检查	1. 配适状态检查:观察镜片配适状态如中心定位、移动度或松紧度 2. 镜片及附属用品检查:观察镜片有无破裂、缺损、划痕、镜片沉淀物,镜盒是否清洁干净 3. 眼科检查:在裂隙灯显微镜下观察眼前节健康状况,角膜染色情况	30	缺一项扣 10 分		
4	诊断	根据问诊及检查结果作出初步诊断	10	缺一项扣 10 分		
5	处理	根据诊断结果给出专业的处理意见	10	缺一项扣 10 分		
6	合计		100			

否定项(本项目不得分):　　　　　　加分项:

超时　　　　　　　　　　　　　1. 动作娴熟、表情自然、仪态大方;+2 分

　　　　　　　　　　　　　　　2. 使用普通话,语言准确、精练、生动。+2 分

自我评价:＿＿＿＿＿　　　同学互评:＿＿＿＿＿

组长评价:＿＿＿＿＿　　　教师评价:＿＿＿＿＿

六、常见问题

1. 对疾病认识不足,不能及时转诊。

感染性角膜炎严重者可引起角膜溃疡、穿孔,甚至失明,所以验光师发现顾客患有角膜炎时,应当立即转诊给眼科医师,以免延误病情。

2. 顾客睁眼困难。

检查时一手可轻轻撑开顾客被检眼,动作应轻柔、有效。同学之间应多加练习,正确使用裂隙灯。

3. 分泌物较多。

检查后应当用沾了生理盐水的棉签轻轻擦拭掉分泌物。

4. 忽略了眼前节其他部位的检查。

配戴接触镜出现并发症时,较轻时可能仅出现结膜的不良反应,严重时出现眼睑、角膜甚至前房等的不良反应,所以检查时应当仔细全面,不应当只检查角膜而忽略了其他部位的检查。

七、注意事项

1. 检查前后应对裂隙灯进行消毒,防止传染给其他顾客或检查者自己。
2. 不要忽略对接触镜片的检查。
3. 不要忽略对角膜进行染色检查,观察角膜染色情况。如有溃疡灶,应当描述病灶位置大小等。
4. 不要忽略及时的复诊,注意观察疾病的发展情况。

八、知识拓展

接触镜对角膜的其他不良影响有以下几种情况:

1. 与护理液相关的角膜并发症　护理液某些成分、镜片沉淀物或其他变性物质、未彻底中和的过氧化氢护理液等均可引起角膜毒性反应。

2. 上缘性角膜炎　与接触镜镜片边缘的机械摩擦、镜片配适不良、护理液防腐剂的毒性、缺氧、沉淀在镜片表面的变性蛋白质引起过敏反应等均有关。多见于软性接触镜,双眼均可受累。

3. 基质浸润性角膜炎　配戴接触镜后各种诱因可引起角膜基质的炎症反应,角膜缘血管扩张,血管内容物自血管壁渗出,导致基质层局部炎症细胞浸润。

4. 真菌性角膜炎　植物性外伤是我国真菌性角膜炎最主要的诱发因素。接触镜配戴发生真菌性角膜炎较少见,与持续不规范的配戴有关。相关的诱因与接触镜配戴引起细菌性角膜炎的诱因类似。常有植物性外伤史,常见的致病菌有镰刀菌、曲霉菌、青霉菌等。

5. 单纯疱疹病毒性角膜炎

接触镜相关的角膜病毒感染较少见,部分配戴者在抵抗力下降时可诱发单纯疱疹病毒性角膜炎,但不一定与接触镜配戴有关。

6. 棘阿米巴性角膜炎

棘阿米巴原虫存在于包括自来水、瓶装水、游泳池、热水管、接触镜护理液等自然环境

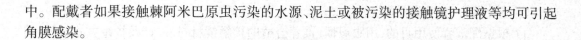

中。配戴者如果接触棘阿米巴原虫污染的水源、泥土或被污染的接触镜护理液等均可引起角膜感染。

第五节 接触镜常见并发症的预防

一、学习目标

1. 熟悉配戴接触镜所致角结膜炎的预防方法。
2. 熟悉配戴接触镜所致干眼症的预防方法。

二、任务描述

接触镜因与角膜和结膜接触,使用不当则会产生一些并发症。较轻的并发症不会给配戴者带来较大影响,但是一些严重并发症如感染性角膜炎所致角膜溃疡穿孔等则可能给配戴者造成终生失明,所以接触镜不是作为一种简单的商品在市场上流通,而是作为一种医疗器械被使用。接触镜所致的并发症,应以预防为主,尽可能减少或不产生并发症,从而保证配戴者的眼部健康。

三、知识准备

(一)配戴接触镜所致角结膜炎的预防

1. 接触镜所致角结膜炎的产生因素

(1) 接触镜本身材料较硬、加工不良、镜片破损等因素可划伤结膜角膜,诱发结膜角膜的炎症反应。

(2) 接触镜的类型选择不合适,验配松紧度、大小、活动度不适宜,容易导致蛋白质、脂质等的沉积和细菌的聚集,从而增加了感染的机会。

(3) 配戴者有不良的卫生习惯容易引起感染,如未洗手就取戴镜片,镜片清洗不及时等。目前,越来越多的青少年儿童验配角膜塑形镜或 RGP 镜片以缓解近视加深,但因缺乏卫生意识,大大增加感染机会,需要引起重视。

(4) 戴镜时间过长,每日戴镜时间超长甚至睡觉时也不取下。有些配戴者配戴后不遵医嘱,一直连续过夜配戴且不注意镜片的护理、清洗、消毒,使沉淀物堆积,造成镜片配戴过紧,影响角膜的代谢,增加了感染的潜在危险。

(5) 戴镜期间,不能定期复查眼部健康状况,出现眼部不适如眼红、疼痛、畏光、流泪、分泌物增多等症状不能及时到眼科门诊检查,不能及时停戴接触镜更进一步加重了结膜角膜的炎症反应。

2. 配戴接触镜所致角结膜炎的预防方法

配戴接触镜应尽量避免出现相关的并发症,以预防为主,包括配戴者的筛选(严格掌握禁忌证)、镜片和护理产品的筛选、专业验配、对配戴者依从性的教育、对配戴者进行护理宣教、重视定期复查等。只有把握好每个环节,才能极大降低接触镜带来的并发症。

(1) 配戴者的筛选

配戴前为配戴者做相应的眼科检查,如检查视力、验光、裂隙灯、眼压、眼底检查等,验配者要严格掌握禁忌证。

(2) 镜片和护理产品的筛选

1) 根据配戴者使用目的,用眼习惯,推荐合适的接触镜材料、设计及护理方式,尽量减少各种不良反应。

从远期接触镜的并发症考虑,尽量向配戴者推荐高透氧的软性接触镜,RGP 镜片,抛弃型或频繁更换型软性接触镜,日间戴镜,尽量不要夜间配戴。若配戴者原用接触镜状态良好,无任何不适症状,经检查眼部亦无异常者,可选用同种接触镜。原用接触镜状态不佳,镜片自身污染、沉淀、变形等,需尽快更换新镜片。若角膜、结膜已出现明显异常反应,最好停用接触镜并进行对症治疗,好转后重新验配更为安全、有效的接触镜。

2) 应根据配戴者的眼部健康状况及泪液情况、用眼习惯等选择合适的护理系统:包括护理液、消毒液、湿润液、表面清洁剂、除蛋白质成分等。

(3) 专业验配,配适状态理想

接触镜的配适状态可直接影响泪液循环,氧的供给,角膜上皮的健康,无论硬性接触镜还是软性接触镜,保持最佳配适状态是减少并发症的先决条件。理想配适的接触镜片中心定位良好,瞬目时镜片有一定的移动度,从而促进泪液交换,减少缺氧等引起的并发症。

(4) 配戴者应严格遵循镜片护理程序

1) 配戴接触镜是一项对清洁卫生要求很高的工作。接触镜引起的角结膜炎是由细菌、病毒或真菌引起的,因此在摘戴镜片的操作过程中应避免污染病原菌,接触结膜囊的物品应尽量是无菌的。

2) 配戴者不留长指甲,保持指甲修剪整齐。在摘戴镜片前应用洗手液或肥皂洗净双手,不留洗涤剂、化妆品等刺激物,用清洁干燥的毛巾擦干或自然风干。

3) 按医师指导,使用指定的护理系统清洁、消毒镜片;护理液开瓶后 3 个月内用完,没有用完的应倒掉;镜片盒等附属用品每日需清洁、消毒,镜片盒最好 3 个月左右更换。

4) 避免用自来水等非无菌溶液浸泡镜片;不可使用自制生理盐水,对不含防腐剂的溶液遵守使用期限。

(5) 镜盒的管理

镜盒本身的污染也是引起感染的原因之一,接触镜的护理过程包括对镜盒的仔细清洗和消毒,或用过氧化氢消毒,或用热消毒后干燥保存。定期检查时要注意观察镜盒的清洁程度,并指导配戴者定期更换镜盒。定期清洗镜盒(每周至少清洗一次,注意用牙刷仔细刷镜盒的缝隙处);定期更换镜盒(一般 3 个月换一个镜盒)。

(6) 重视定期复查

戴镜过程中,各种各样的原因,有可能出现结膜、角膜、泪液的不同变化,严格施行定期复查,及时发现异常情况,及时纠正问题,提出预防、治疗措施,对预防各种并发症十分重要。

1) 一般戴镜后 1 周、1 个月、3 个月各检查一次,以后每隔两到三个月定期复查。

2) 复查时常规检查视力、验光、角膜曲率、眼前部健康状况,镜片的配适状态。检查主要是检查镜片的移动度、定位,角膜的覆盖情况,角膜是否缺氧、水肿,结膜是否充血,是否有乳头增生及滤泡形成等,严重者嘱其立即停戴,对症治疗,待症状完全消失后,才可重新配戴接触镜。

3) 镜片检查主要应观察镜片的护理情况,镜片是否清洁透明,有无微生物膜,是否变形,有无沉淀物,镜片表面有无划痕,是否有破损等。

(7) 配戴者依从性的教育

总的来说,使用接触镜的安全管理需医患双方的密切配合,从每一个环节严格控制,才能将感染的发生率降至最低。验配技术人员应做好专业知识的宣传教育工作,使配戴者既了解角膜接触的优点,也要了解配戴接触镜可能会发生的并发症,从而促使配戴者形成良好的依从性,以确保配戴者眼部的安全与健康。

> 💡 **考点**
>
> 配戴接触镜所致角结膜炎的预防方法。

(二) 配戴接触镜所致干眼的预防

首先应分清泪液分泌是否正常,如经眼科医师检查有泪液分泌不足或患有干眼症者,应停止配戴接触镜;如果泪液分泌正常、角结膜也正常者,可采用以下几个原则:更换其他品牌镜片,注意配戴状态要适宜,一般眼干的配戴者适合低含水量的镜片或尝试 RGP 镜片。

1. 确保接触镜本身的洁净度。
2. 使用适宜于接触镜片材质的护理产品。
3. 排除睑板腺功能障碍检查。
4. 更换更合适的镜片。
5. 适当地使用人工泪液。
6. 改善周围环境。
7. 补充水分。
8. 泪道栓子。

小 结

配戴接触镜有许多优点,如自然面孔、视野宽阔、运动方便等,但是,不正确使用则可引起干眼症、结膜炎、角膜炎等并发症,轻者引发不适感、视力下降,重则导致角膜溃疡穿孔,甚至失明。配戴接触镜所引起的并发症应以预防为主,但是如果出现并发症,我们应能够及时发现并积极治疗,以保证眼部健康。

 练习题(单选题)

1. 配戴接触镜较框架眼镜对视觉质量的影响有
   A. 视野变大　　　B. 放大率变化　　　C. 减少棱镜效应　　D. 以上都是
2. 下列哪些是镜片的原因引起的视觉模糊
   A. 镜片损伤　　　B. 镜片表面干燥　　C. 镜片配戴错误　　D. 以上都是
3. 下列哪些情况不会引起视觉模糊
   A. 配适良好　　　B. 配适太松　　　　C. 配适太紧　　　　D. 镜片旋转
4. 接触镜的优点有
   A. 自然面容　　　B. 视野宽阔　　　　C. 运动方便　　　　D. 以上都是
5. 不会影响接触镜屈光度的因素有
   A. 验光过程欠矫　　　　　　　　　　B. 验光过程过矫
   C. 验光过程足矫　　　　　　　　　　D. 角膜顶点距离换算错误
6. 接触镜引起干眼症的最常见症状是
   A. 大量脓性分泌物　　　　　　　　　B. 干涩和异物感

C. 视物模糊　　　　　　　　　　　　D. 疼痛、持续流泪

7. 液量的检测如 Schirmer 试验正常值为

    A. >10mm/5min　　　B. >5mm/5min　　　　C. <10mm/5min　　　D. <5mm/5min

8. 泪膜稳定性的检测如泪膜破裂时间测定(BUT)，正常值为

    A. >20s　　　　　　　B. >10s　　　　　　　　C. <10s　　　　　　　D. <5s

9. 治疗干眼症的首选方法是

    A. 泪小点栓塞术　　　　　　　　　　B. 眼膏

    C. 更换高含水量软镜　　　　　　　　D. 人工泪液

10. 接触镜对结膜造成影响的原因有

    A. 镜片　　　　　　　　　　　　　　B. 护理液

    C. 病原微生物感染　　　　　　　　　D. 以上都有可能

11. 问诊过程,除了下列哪项都需要问到

    A. 戴接触镜史　　　B. 眼病史　　　　　　C. 经济收入　　　　　D. 全身情况

12. 微小乳头是指乳头直径小于

    A. 0.3mm　　　　　　B. 0.8mm　　　　　　C. 1mm　　　　　　　D. 2mm

13. 巨乳头是指乳头直径大于

    A. 0.3mm　　　　　　B. 0.8mm　　　　　　C. 1mm　　　　　　　D. 2mm

14. 巨乳头性结膜炎临床第三期的处理错误的是

    A. 用过氧化氢溶液消毒　　　　　　　B. 继续配戴接触镜

    C. 角膜无染色后用日戴抛弃　　　　　D. 选用 RGP

15. 接触镜对角膜造成影响的原因有

    A. 镜片　　　　　　　　　　　　　　B. 护理液

    C. 病原微生物感染　　　　　　　　　D. 以上都有可能

16. 下列说法错误的是

    A. 检查前需用酒精擦拭裂隙灯　　　　B. 检查后需用酒精擦拭裂隙灯

    C. 检查前检查者需洗手　　　　　　　D. 检查后检查者不需洗手

17. 引起角膜炎的微生物有

    A. 细菌　　　　　　　B. 病毒　　　　　　　C. 真菌　　　　　　　D. 以上都是

18. 细菌性角膜炎错误的处理方法是

    A. 停戴接触镜　　　　　　　　　　　B. 细菌培养和药敏试验

    C. 药敏试验出来再使用抗生素　　　　D. 早期使用广谱抗生素

19. 预防细菌性结膜炎的方法有

    A. 选用 RGP 镜片　　　　　　　　　B. 注意镜片镜盒的护理清洁消毒

    C. 取戴镜片前应彻底洗净双手　　　　D. 以上都是

20. 配戴接触镜后关于复查错误的是

    A. 1 周　　　　　　　B. 1 个月　　　　　　C. 3 个月　　　　　　D. 不用复查

(吴作志)

参 考 文 献

1. 谢培英. 接触镜验配技术. 北京:人民卫生出版社,2012
2. 谢培英. 角膜接触镜并发症及处理. 北京:北京大学医学出版社,2008
3. 吕帆. 接触镜学. 第 2 版. 北京:人民卫生出版社,2012
4. 陈浩. 角膜接触镜验配技术. 北京:高等教育出版社,2005
5. 谢培英,齐备. 临床接触镜学. 北京:北京大学医学出版社,2004
6. 钟兴武,龚向明. 实用隐形眼镜学. 北京:科学技术出版社,2004
7. 贾松. 眼科学基础. 北京:人民卫生出版社,2012
8. 瞿佳. 眼科学. 北京:高等教育出版社,2009 年
9. 齐备. 眼视光常用仪器设备. 北京:人民卫生出版社,2012
10. 王勤美. 眼视光特检技术. 北京:高等教育出版社,2005
11. 谢培英. 角膜塑形镜验配技术. 北京:人民卫生出版社.2014
12. 褚仁远,谢培英. 现代角膜塑形学. 北京:北京大学医学出版社.2006
13. 谢培英,迟蕙. 实用角膜塑形学. 北京:人民卫生出版社.2012
14. 吕帆,谢培英. 角膜接触镜学. 北京:人民卫生出版社,2004
15. 宋慧琴. 眼镜验光员(中级). 北京:中国劳动社会保障出版社,2008

附录1 角膜屈光度与曲率半径换算表

36.00-9.37	39.00-8.65	42.00-8.03	45.00-7.50	48.00-7.03	51.00-6.61	54.00-6.25
36.12-9.33	39.12-8.62	42.12-8.01	45.12-7.48	48.12-7.01	51.12-6.60	54.12-6.23
36.25-9.30	39.25-8.59	42.25-7.98	45.25-7.45	48.25-6.99	51.25-6.58	54.25-6.22
36.37-9.27	39.37-8.57	42.37-7.96	45.37-7.43	48.37-6.97	51.37-6.56	54.37-6.20
36.50-9.24	39.50-8.54	42.50-7.94	45.50-7.41	48.50-6.95	51.50-6.55	54.50-6.19
36.62-9.21	39.62-8.51	42.62-7.91	45.62-7.39	48.62-6.94	51.62-6.53	54.62-6.17
36.75-9.18	39.75-8.49	42.75-7.89	45.75-7.37	48.75-6.92	51.75-6.52	54.75-6.16
36.87-9.15	39.87-8.45	42.87-7.87	45.87-7.35	48.87-6.90	51.87-6.50	54.87-6.15
37.00-9.12	40.00-8.43	43.00-7.84	46.00-7.33	49.00-6.88	52.00-6.49	55.00-6.13
37.12-9.09	40.12-8.41	43.12-7.82	46.12-7.31	49.12-6.87	52.12-6.47	55.12-6.12
37.25-9.06	40.25-8.38	43.25-7.80	46.25-7.29	49.25-6.85	52.25-6.46	55.25-6.10
37.37-9.03	40.37-8.36	43.37-7.78	46.37-7.27	49.37-6.83	52.37-6.44	55.37-6.09
37.50-9.00	40.50-8.33	43.50-7.75	46.50-7.25	49.50-6.81	52.50-6.42	55.50-6.08
37.62-8.97	40.62-8.30	43.62-7.73	46.62-7.23	49.62-6.80	52.62-6.41	55.62-6.06
37.75-8.94	40.75-8.28	43.75-7.71	46.75-7.21	49.75-6.78	52.75-6.39	55.75-6.05
37.87-8.91	40.87-8.25	43.87-7.69	46.87-7.20	49.87-6.76	52.87-6.38	55.87-6.04
38.00-8.88	41.00-8.23	44.00-7.67	47.00-7.18	50.00-6.75		
38.12-8.85	41.12-8.20	44.12-7.64	47.12-7.16	50.12-6.73		
38.25-8.82	41.25-8.18	44.25-7.62	47.25-7.14	50.25-6.71		
38.37-8.79	41.37-8.15	44.37-7.60	47.37-7.12	50.37-6.70		
38.50-8.76	41.50-8.13	44.50-7.58	47.50-7.10	50.50-6.68		
38.62-8.73	41.62-8.10	44.62-7.56	47.62-7.08	50.62-6.66		
38.75-8.70	41.75-8.08	44.75-7.54	47.75-7.06	50.75-6.65		
38.87-8.68	41.87-8.06	44.87-7.52	47.87-7.05	50.87-6.63		

注：每组数值半字线左侧为角膜屈光度（D），右侧为角膜曲率半径（mm）。

附录2　后顶点屈光力换算表

眼镜度数 /D	顶点距离 /mm							
	10	11	12	13	10	11	12	13
	正镜片（+）				负镜片（−）			
4.00	4.12	4.12	4.25	4.25	3.87	3.87	3.87	3.75
4.50	4.75	4.75	4.75	4.75	4.25	4.25	4.25	4.25
5.00	5.25	5.25	5.25	5.37	4.75	4.75	4.75	4.75
5.50	5.75	5.75	5.87	5.87	5.25	5.12	5.12	5.12
6.00	6.37	6.37	6.50	6.50	5.62	5.62	5.62	5.50
6.50	7.00	7.00	7.00	7.12	6.12	6.00	6.00	6.00
7.00	7.50	7.62	7.62	7.75	6.50	6.50	6.50	6.37
7.50	8.12	8.12	8.25	8.25	7.00	6.87	6.87	6.87
8.00	8.75	8.75	8.87	8.87	7.37	7.37	7.25	7.25
8.50	9.25	9.37	9.50	9.50	7.87	7.75	7.75	7.62
9.00	9.87	10.00	10.12	10.25	8.25	8.25	8.12	8.00
9.50	10.50	10.62	10.75	10.87	8.62	8.62	8.50	8.50
10.00	11.12	11.25	11.37	11.50	9.12	9.00	8.87	8.87
10.50	11.75	11.87	12.00	12.12	9.50	9.37	9.37	9.25
11.00	12.37	12.50	12.75	12.87	9.87	9.75	9.75	9.62
11.50	13.00	13.12	13.37	13.50	10.37	10.25	10.12	10.00
12.00	13.62	13.87	14.00	14.25	10.75	10.62	10.50	10.37
12.50	14.25	14.50	14.75	15.00	11.12	11.00	10.87	10.75
13.00	15.00	15.25	15.50	15.62	11.50	11.37	11.25	11.12
13.50	15.62	15.87	16.12	16.37	11.87	11.75	11.62	11.50
14.00	16.25	16.50	16.75	17.12	12.25	12.12	12.00	11.87
14.50	17.00	17.25	17.50	17.87	12.62	12.50	12.37	12.25
15.00	17.75	18.00	18.25	18.62	13.00	12.87	12.75	12.50
15.50	18.25	18.75	19.00	19.37	13.50	13.25	13.00	12.87
16.00	19.00	19.37	19.75	20.25	13.75	13.62	13.50	13.25
16.50	19.75	20.25	20.50	21.00	14.12	14.00	13.75	13.62
17.00	20.50	21.00	21.50	22.00	14.50	14.25	14.12	14.00
17.50	21.25	21.75	22.25	22.75	14.87	14.75	14.50	14.25
18.00	22.00	22.50	23.00	23.50	15.25	15.00	14.75	14.62
18.50	22.75	23.25	23.75	24.50	15.62	15.37	15.12	14.87
19.00	23.50	24.00	24.75	25.25	16.00	15.75	15.50	15.25

（刘羽翎　张治艳）

练习题参考答案

第一章

1. B   2. C   3. A   4. A   5. D   6. C   7. D   8. C   9. B   10. A

第二章

1. A   2. A   3. D   4. C   5. B   6. C   7. A   8. A   9. B   10. A

第三章

1. B   2. A   3. C   4. A   5. D   6. D   7. D   8. C   9. D   10. C

11. D   12. A   13. D   14. D   15. B   16. A   17. C   18. C   19. A   20. D

21. A   22. D   23. A   24. B

第四章

1. C   2. A   3. D   4. B   5. D   6. D   7. B   8. A   9. B   10. D

11. B   12. D   13. D

第五章

1. D   2. D   3. A   4. D   5. C   6. B   7. A   8. B   9. D   10. D

11. C   12. A   13. C   14. B   15. D   16. D   17. D   18. C   19. D   20. D